MARION GRILLPARZER

die sagenhafte

KOHL
suppe

HEYNE ‹

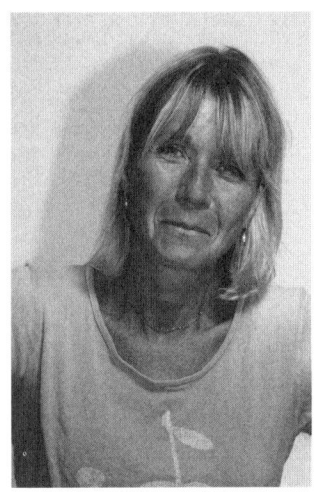

Die Autorin

Marion Grillparzer, Jahrgang 1961, ist Diplom-Ökotrophologin und ausgebildete Journalistin. Sie lebt als freie Autorin in München und arbeitet für verschiedene Magazine. Seit vielen Jahren führt sie Interviews mit internationalen Experten zu ihren Schwerpunktthemen Ernährung und Gesundheit. In ihren Ratgebern übersetzt sie mit fröhlicher Feder trockene Wissenschaft in spannende Lektüre und motiviert den Leser, etwas zu ändern in seinem Leben: »Ich bin erst zufrieden, wenn man über mein Buch sagt: Das hab ich kapiert, das mach ich!«. Sie schrieb Bestseller wie die »GLYX-Diät«, »Salto Vitale – Der Sprung in dein neues Leben«, »Einfach abnehmen mit der Carb-100-Formel« und »KörperWissen«.

www.mariongrillparzer.de

MARION GRILLPARZER

die sagenhafte

KOHL
suppe

bis zu 5 Kilo weniger
in einer Woche

das
Kultbuch

HEYNE ‹

Dieses Buch erschien in einer früheren Ausgabe unter dem Titel
Die magische Kohlsuppe – Das Kultbuch
im Gräfe und Unzer Verlag, München

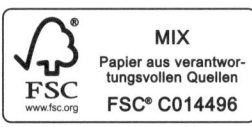

Verlagsgruppe Random House FSC-DEU-0100
Das für dieses Buch verwendete FSC®-zertifizierte Papier
Classic 95 liefert Stora Enso, Finnland.

Vollständig überarbeitete und ergänzte
Taschenbucherstausgabe 01/2012

Copyright © 2011 by Wilhelm Heyne Verlag, München,
in der Verlagsgruppe Random House GmbH
www.heyne.de

Printed in Germany 2011
Umschlaggestaltung: Eisele Grafik-Design, München
Umschlagfoto: © Benicce/Fotolia (Portrait);
© Foodcollection/GettyImages (Kohl)
Satz und Lithos: Buch-Werkstatt GmbH, Bad Aibling
Druck und Bindung: GGP Media GmbH, Pößneck

ISBN 978-3-453-85572-4

➢ Das Geheimnis der magischen Suppe 12

Der Schlank-Hit der Prominenten 14

Wer hat das Slim-Rezept ausgekocht? 14
➢ *Das Original-Rezept* 16

Die neue magische Kohlsuppe 17

Einfach loslöffeln und gute Laune tanken! 17
Was spricht für die Kohlsuppen-Diät? 17
Und was spricht dagegen? 19
Die Slim-Magie, die dahintersteckt 20
Wiegen Sie zu viel? 21

Ein Dutzend goldene Regeln 24

1. Kohl à la carte 24
2. Suppe satt 25
3. Thermoskannen-Mitnahmepflicht 25
4. Kein Tage-wechsle-dich 25
5. Viel trinken! 26
6. Plus Eiweiß 26
7. Plus Atmen & Bewegung! 27
8. Sieben Tage – und Schluss! 27
9. Ausnahme: Fatburner-Diät! 27
10. Der ideale Termin 27
11. Vitalstoffe gegen Fett 28
12. Schlank mit Olivenöl 28

Magie auf Rezept 29

Ein Interview mit Dr. Peter Schleicher 29

➢ Sechs Starköche kochen Kohl auf   34

Eckart Witzigmann   36
➢ *Asiatische Kohlsuppe*   37

Kolja Kleeberg   40
➢ *Mediterrane Kohlsuppe*   40

Christian Lohse   44
➢ *Nordafrikanische Kohlsuppe*   45

Frank Buchholz   48
➢ *Spitzkohlsuppe mit Pecorino und Basilikumöl*   49

Karl Ederer   52
➢ *Kohlsuppe mit Shiitake und Gelben Rüben*   53

Gabriele Kurz   55
➢ *Spitzkohlsuppe mit Safran und Räuchertofu*   56

Der Star auf dem Teller: Kohlweisheiten   58
Aus den Tränen der Götter   58
Kulinarisch viel diskutiert …   58
Die Kugel ist wirklich ein Tausendsassa   61

Kohl's Großfamilie   66

Kohl ganz praktisch 72

Wann hat wer Saison? 72

Lassen Sie sich keine alte Kugel andrehen 72

Seien Sie in der Küche lieb zu ihm 73

Das macht den Kohl nicht fett 74

Kohl, der Globetrotter 75

➢ Borschtsch 75

➢ Sopes Mallorquines (Mallorquinische Kohlsuppe) 76

➢ Caldo Verde (Grüne Suppe) 78

➢ Soulfood-Topf mit Kohl 80

Lust auf Kohl im Kübel? 82

Ein Kind der Sonne 82

So wird's was mit dem Kohl 83

Nun können Sie endlich ernten 85

➢ Start in die magische Woche 86

Zauberformel 1: GLYX niedrig 88

Im Banne des Zuckers 89

Dauerhaft schlank mit dem GLYX 89

Zauberformel 2: Fett wegatmen 93

Ihr Körper reagiert sauer 93

Die komplexe Atemübung 94

Zauberformel 3: FdH 98

Fett die Hälfte 98

Zauberformel 4: Eiweiß   104

Schlank mit Eiweiß   104

Zauberformel 5: Schmauen   106

Schmauen Sie sich schlank und gesund   106

Zauberformel 6 : Trinken   108

Pölsterchen wegspülen   108
Viel trinken, aber was?   108

Zauberformel 7: Laufen & Co.   111

Bewegung statt Jo-Jo-Effekt   111
Laufen Sie den Pfunden davon   113
Für Faultiere: Trampolin   114

10 Minuten Mini-Workout   115

Die Übung für den Bauch   116
Das Flexband für Beine, Po und oberen Rücken   117
Hanteln für Po, Beine und hintere Oberarme   118

Sieben magische Tipps   119

Einkaufs-Checkliste   121

Die magische Woche auf einen Blick   122

1. Tag: Obst   124

Fit in den Tag   124
Mittags: ein Teller Kohlsuppe …   125
➤ *Fatburner-Shake*   126
Abends: Suppe & Obst   126

Zauberhafte Früchtchen	**127**
➤ *Obstrezepte*	127
Die Obst-Sache mit dem GLYX	129
Wählen Sie Obst der Saison	129
2. Tag: Gemüse	**130**
Fit in den Tag	130
Mittags: erst Suppe, dann Workout	132
➤ *Fatburner-Shake*	133
Abends: Baked Potato	133
Wunderbares Gemüse	**134**
➤ *Gemüserezepte*	134
3. Tag: Obst & Gemüse	**137**
Die Zauberformel für die Figur	137
Fit in den Tag	137
Büro? Kein Problem!	137
Abends: Kohlsuppe	139
4. Tag: Bananen	**140**
Schlank und fit ins Halbfinale	140
Alles wie gehabt	140
➤ *Eiweiß-Bananen-Shake*	141
Von mittags bis Mitternacht	141
5. Tag: Fisch/Geflügel	**143**
Auf zum fröhlichen Endspurt	143
Für Magen & Muskeln	143
➤ *Tomaten-Kabeljaufilet*	143
Eine Ode an die Tomate	144
Und eine Ode an den Fisch	145

6. Tag: Geflügel & Gemüse 147

Der Erfolg zeichnet sich ab 147
➢ *Hähnchenpfanne* 149

7. Tag: Reis & Gemüse 150

Mit Elan in die Zielgerade 150
➢ *Pilzrisotto* 151

Blitzschlank: Magic Weekend 153

So starten Sie Freitag 153
Das magische Wochenende auf einen Blick 155
Guten Morgen, Samstag! 156
Welches Obst & Gemüse? 157
➢ *Fatburner-Shake* 159
Hallo, Sonntag! 161

➢ Zielgerade zur Traumfigur 162

Die Fatburner-Diät: So geht's 164

Warum immer mal wieder ein
Kohlsuppen-Tag langfristig wirkt 164
Interview mit Dr. Johannes Wagner 166

Fatburner-Tag 1 170
Fatburner-Tag 2 174
Fatburner-Tag 3 178
Fatburner-Tag 4 182
Fatburner-Tag 5 186
Fatburner-Tag 6 190
Fatburner-Tag 7 194

77 magische Tipps   198

So sagen Sie den Pfunden endgültig Ade   198
Fit & schlank ein Leben lang   198
Gedankliche Kost   199
Muskeln statt Speck   200
Zauberformel: Five a day   201
FdH: Fett die Hälfte – die gute Hälfte   202
GLYX-Formel   203
Das Eiweiß-Mirakel   206
Body-Shaping   206
Schlank-Zauber Zeit   207
Simsala-Snacks   209
Fatburner von A bis Z   211

Zum Nachschlagen   213

Bücher, die weiterhelfen   213
Adressen, die weiterhelfen   214
Bezugsquelle   214
Die Rezepte auf einen Blick   216
Sachregister   218

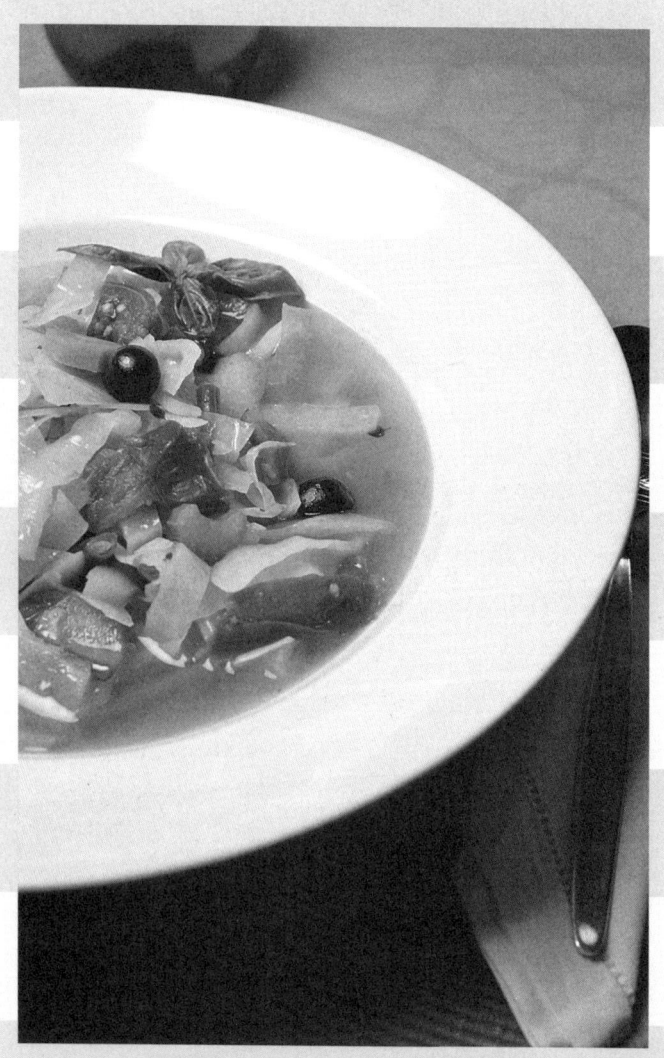

Das Geheimnis

der magischen Suppe

Wunderpillen gibt es nicht, aber Zauberei: Die magische Suppe kurbelt den Stoffwechsel an – Sie verbrennen Fett, ohne zu hungern. Darum kochen Prominente immer wieder Kohlsuppe auf, wenn sie die Pfunde dicke haben. Weil die Suppe den Körper entgiftet, wird sie sogar von Ärzten verschrieben. Die endgültige Lösung für Figurprobleme ist sie nicht. Doch sie erleichtert den Einstieg in ein neues schlankes Leben, voller Energie und Fröhlichkeit.

Der Schlank-Hit der Prominenten

Wenn das Bäuchlein den Golfschläger bremst, kocht Ex-»007« Magic Soup auf: Sean Connery löffelt sich für seinen Lieblingssport schlank. Auch wenn TV-Star Birgit Schrowange wieder in ihr kleines Rotes passen will, schnipselt sie Kohl, Tomaten, Zwiebeln und Sellerie – für eine Magic-Soup-Woche. Es heißt sogar, Kate Winslet habe sich kohlsuppenmäßig für »Titanic« verdünnt. Sharon Stone, Glenn Close, Michelle Pfeiffer sollen nach Hollywood-Partys mit Champagner, Hummer und Kaviar immer wieder zum Eintopf greifen, um mit der Kohlsuppen-Magie lästige Pfunde in die Flucht zu treiben. Und auch in Karl Lagerfelds Haus duftet es ab und an nach dem US-Diät-Hit.

Wer hat das Slim-Rezept ausgekocht?

Models in Paris, London, München und New York flüstern sich hinter dem Laufsteg das Rezept zu, von dem keiner so recht weiß, woher es stammt. Mal heißt es, Ärzte der berühmten Mayo-Klinik in den USA hätten es entwickelt. Ein andermal: kalifornische Herzspezialisten. Ihre Patienten müssen vor der Operation erst das Fettpolster loswerden, weil das Skalpell sonst nicht durchkommt.

Das Schlank-Rezept hat viele Namen: »Kohlsuppen-Diät«, »Cabbage-Soup-Diet«, »Magic Soup« … im Grunde weiß man nicht einmal genau, wie alt es ist, 15 oder gar 30 Jahre? Jedenfalls ist es beliebt und taucht immer wieder in der Presse auf.

Mittlerweile empfehlen es auch Ärzte – zum Abnehmen und zur Stärkung des Immunsystems.

Kohlsuppe ist in. Und Kohlsuppe ist drin. Wenn man mit der Suchmaschine im Internet stöbert, findet man 173 426 Einträge zum Thema Kohlsuppe – von internationalen Rezepten bis zu fröhlichen Kilo-Minus-Erfahrungen eines SWF-Online-Redakteurs. Übrigens: Nur die selbst gekochte Suppe ist magisch. Die Kohlsuppe in der Kapsel und die vitalstoffarme angeblich magische Dosensuppe hat mit diesem Buch nichts zu tun.

Hauptsache, es schmeckt – und dafür sorgen Meisterköche

Egal, wer das Ur-Süppchen ausgekocht hat, es ist praktikabel, wirkt – und schmeckt. Kohlsuppe steht sogar à la carte auf der Speisekarte von Sterneköchen – und in diesem Buch: Sechs Starköche legten ihren Kochlöffelzauber über das Medizinerrezept. Den Beweis, dass Kohlsuppe auch Gourmets bezaubern kann, treten die kulinarischen Sechs ab Seite 36 an.

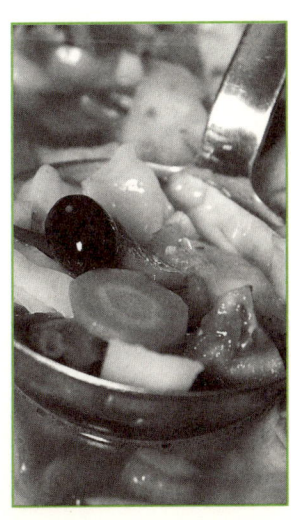

Und es überzeugt sogar Tenöre. Der Münchner Sänger Gregor Prächt hat die Suppe getestet. Nun schwärmt der Meister des hohen C in noch höheren Tönen: »Wie bitte? Sieben Tage Kohlsuppe? Nein, danke – hab ich erst gedacht. Aber ein Blick auf mein Bäuchlein hat mich dann doch umgestimmt ... Die Rezepte der Starköche sind einmalig. Und die Diät ist für Junggesellen optimal. Einfach einen großen Topf Suppe kochen, und die Thermoskanne ist überall dabei. Sieben Tage vergingen wie im Flug, ohne Hunger, ohne Askese. Und der Bauch war genauso schnell weg. Die Suppe wirkt: neun Pfund in sieben Tagen. Und sie schmeckt. Das mach ich wieder.«

Das Original-Rezept

1 Kopf Weißkohl
2 grüne Paprikaschoten
1 kg Möhren
6 große Frühlingszwiebeln
1 Bund Stangensellerie
1–2 Dosen Tomaten
1–2 TL Gemüsebrüheextrakt

➢ Gemüse putzen, in Stücke schneiden. Mit Wasser bedeckt aufkochen. Dann Hitze reduzieren und gar kochen. Nach Belieben würzen, allerdings ohne Salz.

DIE ORIGINAL-KUR
An der Suppe kann man sich satt essen. Zusätzlich erlaubt:
1. Tag: Obst – alle Sorten außer Bananen
2. Tag: Alle grünen Gemüse und abends 1 Kartoffel mit Butter
3. Tag: Obst und Gemüse, keine Kartoffeln
4. Tag: 3 Bananen und Magermilch
5. Tag: 1 Portion Hühnerbrust oder Fisch, 6 Tomaten
6. Tag: Steak, grüner Salat
7. Tag: Naturreis und Gemüse

Ab Seite 36 finden Sie aktuelle Versionen für Gourmets!

Die neue magische Kohlsuppe

Einfach loslöffeln und gute Laune tanken!

Natürlich bekommen Sie hier nicht die verstaubte Kohlsuppenkur von vor 30 Jahren vorgesetzt, sondern eine nach neuestem wissenschaftlichen Stand modifizierte Diät. Noch gesünder, noch wirkungsvoller. Sie treten mit der Magic-Soup-Diät nicht nur den Kampf gegen überflüssige Pfunde an, Sie entschlacken und entgiften auch Ihren Körper. Deshalb sollte Ihnen von vornherein klar sein: Sie können in den sieben Tagen keine »kleinen Sünden« begehen, dort ein Brötchen, hier eine Praline, da ein Glas Bier.

Nun, sieben Tage heißt ja nicht »ein Leben lang«. Darben müssen Sie nicht. Die Rezepte der Starköche sind hervorragend. Und Sie werden sehen: Schon am zweiten Tag fühlen Sie, wie Körper, Geist & Seele »Danke« sagen.

Was spricht für die Kohlsuppen-Diät?

Eine ganze Menge:

➢ Sie ist unglaublich praktisch. Immer und überall durchzuführen. Sie passt in den Büroalltag und ins Singleleben.

➢ Sie verlieren bis zu fünf Kilo in sieben Tagen – natürlich nicht nur Fett, das geht nicht, sondern auch überflüssiges Gewebewasser.

➢ Sie spüren, wie gut es tut, wenn Sie Ihren Körper mit Vitalstoffen verwöhnen, statt ihn mit E-Nummern (Konservierungsstoffe & Co.) vollzustopfen.

➢ Sie stärken Ihre Abwehrkräfte.

➢ Sie tanken Energie.

➢ Sie bekommen vielleicht Lust, Ihre neu gewonnene Leichtigkeit des Seins weiter zu genießen – Ihre Ernährung auf schlank & gesund umzustellen. In diesem Buch finden Sie viele kleine Ratschläge, die Ihnen helfen, das neue Gewicht zu halten.

Kohl an und für sich:
Inhaltsstoffe mit Spitzeneffekt

Kohl steht für geballte Power:

➢ Klar, dass Kohl sich nicht auf den Hüften niederschlägt. Er besteht zu 95 Prozent aus Wasser, hat nur 22 kcal pro 100 Gramm und protzt regelrecht mit seinen Ballaststoffen. Er liefert etwas Eiweiß und wenig Kohlenhydrate – lockt also nicht das Dickhormon Insulin.

➢ Seine B-Vitamine kurbeln den Energiestoffwechsel an – und helfen der Konzentration auf die Sprünge.

➢ Zudem macht Weißkohl gute Laune. Und zwar mit dem Spurenelement Selen, das die Produktion von fröhlich stimmenden Botenstoffen im Körper anregt.

➢ Als Brainfood und Stresskiller taugt Kohl auch: Er liefert Folsäure, das B-Vitamin für gute Nerven.

➢ Die Schwefelverbindungen (Senföle), die als Kohlaroma durchs Haus wabern, beugen Krebs vor.

➢ Sein Vitamin C heizt die Fettverbrennung in den Mitochondrien, den kleinen Kraftwerken der Zellen, an.

➢ Kohl entpolstert vitalstoffreich die Hüften, unter anderem mit Magnesium, Kalzium, Eisen, Jod und Zink.

➢ Sein hoher Gehalt an Kalium entschlackt.

➢ Sein Vitamin A schützt die Haut.
➢ Senföle und Farbstoffe wirken antibiotisch, killen Bakterien und senken den Cholesterinspiegel.

Wirkung ohne Ende ...

Sie brauchen noch einen Grund, der Ihnen die magische Kugel schmackhaft macht? Suchen Sie sich einen aus: Kohl hilft bei Schlafstörungen, kräftigt das Immunsystem, polstert die Nerven, fördert die Libido und die Geisteskraft. Noch mehr Kohlweisheiten finden Sie ab Seite 58.

Und was spricht dagegen?

Auch ein paar Dinge:
➢ Durch Ihre Wohnung wabern Kohlaromen. Und auch Sie duften ein wenig danach. Ein Schuss Essig im Kochwasser raubt dem Odeur die Schärfe.
➢ Diese Diät ist nichts für Kinder und Erwachsene, die aus medizinischen Gründen keine Diät machen sollten.
➢ Und mancher Bauch verträgt Kohl ganz einfach nicht.

Achtung Flatulenz!

Kennen Sie das Buch (oder den Film) »Das Hotel New Hampshire« von John Irving? Eine wichtige Rolle spielt darin »Kummer« – ein Hund, der unter hochgradiger Flatulenz litt. Und die Familie litt mit. Buch und Film machten den medizinischen Fachbegriff Flatulenz populär: Endlich war ein Begriff da für eine Sache, über die man nicht spricht.

Um zur Sache zu kommen: Auch Sie könnte in diesen sieben Tagen das Leiden quälen. Sie – und Ihre Kollegen, Ihre Familie ... Denn Kohl ist mitunter der stärkste Flatulenz-Erreger, den es gibt. Dr. Schleicher rät im Interview auf Seite xx Kamillenblüten in die Suppe zu tun. Gourmets sollten sie vielleicht

lieber separat als Tee zubereiten. Auch Kümmel- oder Fenchel-
tee ersparen Ihnen Kummers Kummer: Blähungen.

Die Slim-Magie, die dahintersteckt

Eines können Sie sicher sein, hinter diesem Diätrezept steckt
kein unerklärbarer Hokuspokus – eher schlichte Wissenschaft.
Die Magic Soup hat sich über Generationen als »Geheimre-
zept« von Kochtopf zu Kochtopf verbreitet – dank dem ver-
blüffenden Fatburner-Effekt, der GLYX-Formel und dem
Entschlackungszauber.

Fatburner-Effekt

Um die Suppe zu verdauen, muss Ihr Körper ordentlich Energie zuschießen. Und woher nimmt er die? Aus den Fettpölsterchen. Auch das Gemüse, das Sie unbegrenzt essen dürfen, regt
mit seinen Vitalstoffen den Stoffwechsel an, Fett zu verbrennen.
Natürlich prasst man in der 7-Tage-Diät auch nicht gerade mit
Kalorien – und sie enthält kaum Fett. Mehr lesen Sie ab Seite 24.

Die GLYX-Formel

Ein weiterer Schlankfaktor dieser Diät: Man entzieht sich der Diktatur der schlechten Kohlenhydrate.

Die GLYX-Formel entscheidet über Ihr Schicksal: dick oder dünn – ob Ihre Hormone Fett schmelzen oder Fett horten. Lesen Sie weiter auf Seite 88.

Rundum befreit

Die Kohlsuppe entgiftet und entschlackt den Körper. Sie verlieren überschüssiges Wasser. Schon am zweiten Tag fühlen Sie sich fitter, fröhlicher und mit Energie aufgeladen. Glauben Sie nicht? Dann lesen Sie erst das Interview auf Seite 29. Und dann probieren Sie es aus. Wetten, dass …?

Wiegen Sie zu viel?

Übergewicht gefährdet die Gesundheit – aber eine Diät am schlanken Körper auch. Berechnen Sie Ihren Body-Mass-Index (BMI), um herauszufinden, ob Sie zu viel wiegen (siehe Kasten, S. 23).

Muskeln oder Fett?

Woraus besteht Ihr Körper – aus Muskeln oder aus Fett? Das sagen Ihnen weder der BMI noch Ihre Haushaltswaage. Doch das wäre wichtig. Sie können nämlich Größe 36 tragen und haben trotzdem Übergewicht. Weil sich mangels Muskeln Fett breitgemacht hat. Und Sie können Größe 44 tragen und strotzen vor praller, gesunder, schöner Üppigkeit. Alles Muskeln – und die sollten Sie um Himmels willen nicht weghungern. Denn nur im Muskel wird in nennenswertem Maße Fett verbrannt.

Misstrauen Sie der Waage

Erklären Sie in den folgenden sieben Tagen (und am besten auf immer) die Waage zur »falschen Freundin«, denn:

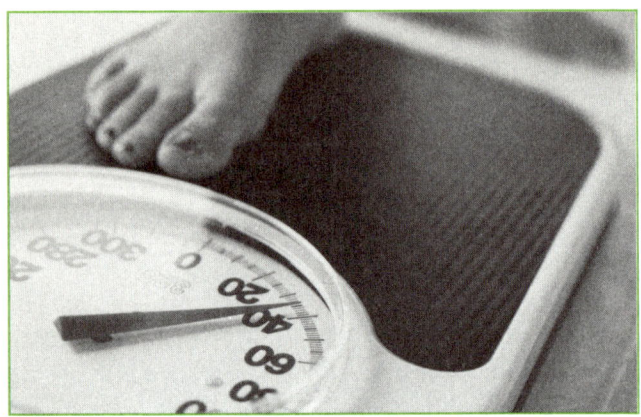

➢ Sie lügt: Die Waage misst Ihr Gewicht. Nur Kilos. Sie sagt nicht, ob das wertvolle Muskeln sind, aufgedunsenes Gewebe oder wabbeliges Fett.

➢ Sie ist hinterlistig: Denn ihr Zeiger geht möglicherweise nach oben, obwohl Sie Fett verlieren. Dann, wenn Sie Muskeln zulegen. Und das tun Sie, weil Sie mit dieser Diät nicht faul auf dem Sofa herumliegen und auf ein Wunder warten. Muskeln sind schwerer als Fett. Darum kann die Waage kurzzeitig sogar mehr anzeigen.

➢ Sie ist gemein: Denn sie diktiert Ihre Laune. Machen Sie sich unabhängig von der morgendlichen Diktatur dieses seelenlosen Ungeheuers.

Fazit: Die Wage frustriert. Frust lockt Stresshormone. Und diese stoppen den Fettabbau, so neue Studien aus der Gehirnforschung.

Trauen Sie Ihrem Gefühl

Tasten Sie Ihren Körper ab, fühlen Sie, wie Pölsterchen verschwinden. Vertrauen Sie Ihrer Jeans, die Tag für Tag ein Stückchen »wächst«. Und wenn Sie selbst das nicht glauben können, dann legen Sie ein Maßband um. Das kann mit Zentimetern nicht schwindeln.

Fettpölsterchen messen

Besorgen Sie sich eine Körperfettwaage. Sie bestimmt über Leichtstrom den Fett- und Muskelanteil in Ihrem Körper. Auf diese dürfen Sie sich vor der Diät und am Morgen des achten Tages nach der Diät stellen. Sie sagt Ihnen genau, wie viel Sie von Ihren ungeliebten Fettpölsterchen verloren haben. (Bezugsquelle Seite 214.)

DER BODY-MASS-INDEX

$$BMI = \frac{\text{Körpergewicht (in kg)}}{\text{Körpergröße (in m}^2)}$$

Beispiel: Für eine 1,70 m große und 65 Kilo schwere Frau beträgt der BMI
65 : (1,70 x 1,70) = 22,5

Wie sieht Ihr Wert aus?
- Unter 19: Sie sollten keine Diät machen.
- Zwischen 19 und 25: Wunderbar, Ihr BMI liegt im idealen Bereich.
- 25 bis 30: Leichtes Übergewicht. Mit der Kohlsuppe werden Sie ein paar Kilos los.
- Über 31: Deutliches Übergewicht. Sie sollten der Gesundheit zuliebe abnehmen. Sprechen Sie mit Ihrem Arzt.

Ein Dutzend goldene Regeln

Wie funktioniert nun diese magische Diät? Mit der Kohlsuppe allein ist es natürlich nicht getan. Dazu gibt's auch noch andere Schlankmacher der Natur – eingepackt in ein ausgeklügeltes 7-Tage-Programm. An das man sich natürlich halten sollte. Wichtig: Wenn Sie gesundheitliche Probleme haben, dann sprechen Sie zuerst mit Ihrem Arzt, ob Sie diättauglich sind. Und nehmen Sie dieses Buch mit. Im Grunde dürfte er keine Einwände haben, denn diese Diät ist gesund.

Kohl à la carte   1.

Kochen Sie sich alle zwei Tage einen großen Topf Kohlsuppe – nach Wahl. Probieren Sie die asiatische Variante von Starkoch Eckart Witzigmann, die mediterrane von Kolja Kleeberg, die nordafrikanische von Christian Lohse oder die italienische von Frank Buchholz. In der Fatburner-Diät, als Dinner-Canceling,

---

TIPP:

VARIATIONEN

➤ Die Suppen schmecken übrigens auch eisgekühlt – als erfrischendes Sommergericht.

➤ Wenn Sie die Suppe satt haben, dann hilft der Zauberstab zu neuen Genüssen. Einfach pürieren – und schon schmeckt sie wieder.

eignen sich besonders die Suppen von Karl Ederer und Gabriele Kurz, da steckt Eiweiß drin. Die Rezepte der Starköche sind einfach nachzukochen – und schmecken nach mehr.

Suppe satt 2.

Von der Suppe dürfen Sie essen, so viel Sie wollen. Mittags, abends, zwischendurch – immer, wenn Sie Lust darauf haben. Oder besser: Sie sollten. Je mehr Kohlsuppe Sie essen, desto gesünder, desto effektiver der Schlank-Effekt. Das hilft einem auch beim Umlernen: Gesundes Essen macht nicht dick, sondern versorgt 70 Billionen Körperzellen mit wertvollen, lebenswichtigen Vitalstoffen. Die für gute Laune sorgen, für glasklare Gedanken – und unendlich viel Lebensenergie. Die Suppe einfach im Kühlschrank aufbewahren, nach Bedarf heiß machen.

Thermoskannen-Mitnahmepflicht 3.

Wenn Sie unterwegs sind, nehmen Sie sich eine Thermoskanne voll Kohlsuppe mit. Die Thermoskanne hält die Suppe warm – und bei Bedarf auch kalt. Ein Tipp fürs Büro: Nehmen Sie eine größere Portion mit. Denn die Starkochsüppchen will jeder probieren. Wetten, dass …?

Kein Tage-wechsle-dich 4.

Halten Sie sich strikt an die für die einzelnen Tage angegebenen Lebensmittel. Und an die Reihenfolge der Tage.

Sollten Sie noch die Fatburner-Diät dranhängen, wird's etwas lässiger, und Sie können die Rezepte nach Belieben wechseln. Fatburner heißt: Sie machen einen Fatburner-Tag, an dem Sie Lebensmittel essen, die schlank machen. Und legen immer

mal wieder einen Kohlsuppentag ein – oder einen Kohlsuppen-
abend. Mehr dazu ab Seite 164.

Viel trinken! 5.

Täglich mindestens 3 Liter stilles Mineralwasser, Kräuter- und
Früchtetees. Alkohol sollten Sie in Ihrer Kohlsuppen-Woche
meiden. Mehr übers Trinken siehe Seite 108!

*Ideales Schlank-Mittel:
stilles Wasser
mit Zitronensaft.*

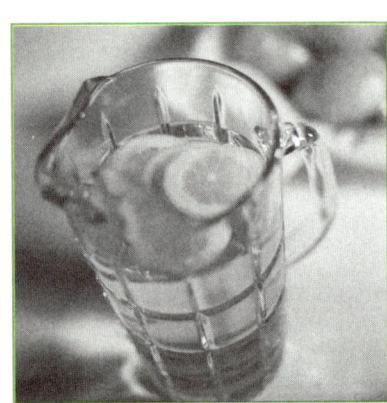

Plus Eiweiß 6.

Morgens und nachmittags gibt es einen Eiweiß-Shake mit Eiweißpulver. Sie können die Drinks auch durch Molke oder
Buttermilch ersetzen. Besorgen Sie sich also ein gutes Eiweißpulver – ohne Kohlenhydrate. Für die GLYX-Diät wurde extra eines entwickelt. Bezugsquelle Seite 214. Denn Ihr Körper
braucht Eiweiß, um Fett zu verbrennen. Die alte Kohlsuppen-
Diät enthielt wenig Eiweiß. Heute weiß man aber: Wenn nicht
50–100 g Eiweiß täglich in der Nahrung stecken, nagt der Körper seine eigenen Vorräte und damit die Muskeln an.

Plus Atmen & Bewegung! 7.

Jeden Tag dürfen Sie 3-mal Atemübungen machen, für 30 Minuten in Turnschuhen an die frische Luft gehen (oder 15 Minuten auf dem Trampolin hüpfen) und 10 Minuten in Ihre Muskeln investieren. Die Anleitungen dazu finden Sie ab Seite 93 und 111.

Sieben Tage – und Schluss! 8.

Machen Sie diese Diät nicht länger als sieben Tage. Wenn Sie nur wenig abnehmen wollen oder Ihren Körper entschlacken möchten, reichen auch drei Tage aus. Eine Anleitung für ein Blitzschlank-Wochenende finden Sie ab Seite 153. Längere Zeit strenge Diät nimmt Ihnen Ihr Körper übel. Er schaltet den Stoffwechsel herunter. Und Sie schaukeln mit dem Gewicht schnell wieder nach oben. Das kennen Sie als »Jo-Jo-Effekt« (Seite 111).

Ausnahme: Fatburner-Diät! 9.

Wenn Sie mehr abnehmen wollen, dann hängen Sie die Fatburner-Diät dran, wie ab Seite 164 beschrieben. Sie verhindert den Jo-Jo-Effekt. Und weil es die gute Suppe dann nur noch alle paar Tage gibt, wird Ihr Gaumen sie auch weiter mögen.

Der ideale Termin 10.

Beginnen Sie nie mit einer Diät, wenn Ihr Partner sagt: »Du könntest eigentlich mal abspecken.« Nein. Nur Sie selbst entscheiden über Ihren Körper und über Ihre Seele.

➢ Starten Sie, wenn Sie Lust haben, wenn Ihnen der Sinn nach Abnehmen steht. Und das tut er mit Sicherheit nicht, wenn in die Woche viele Termine, Einladungen und Feste fallen. Suchen

Sie sich eine ruhige Woche aus. Vielleicht auch eine, in der Sie sich nicht, aus allen Poren nach Kohlsuppe duftend, um einen neuen Job bemühen.

➤ Ideale Zeiten, die der Terminkalender vorgibt: nach den Winterfeiertagen, wenn man bratenvoll und plätzchensatt ist. Und Zeiten, die der Körper besonders mag: im Frühjahr, wenn der Stoffwechsel auf »schlank« steht.

➤ Wer an die Kraft des Mondes glaubt, wird spüren, dass es am besten läuft, wenn auch er abnimmt.

Vitalstoffe gegen Fett   11.

➤ Vitamine und Mineralstoffe ackern im Energiestoffwechsel mit. Fehlen Vitalstoffe, bleibt das Fett auf den Hüften sitzen. Keine Sorge, bei der Kohlsuppen-Diät gibt's Obst und Gemüse, also Vitalstoffe, satt. Dennoch ist ein zusätzliches gutes Vitalstoffpräparat aus der Apotheke zu empfehlen. Plus: Magnesium und Kalzium jeweils zum Auflösen in Wasser.

Schlank mit Olivenöl   12.

Auch Fett kam früher nicht in die Suppe. Heute wird mit Olivenöl gekocht. Denn wir brauchen seine essenziellen Fett-

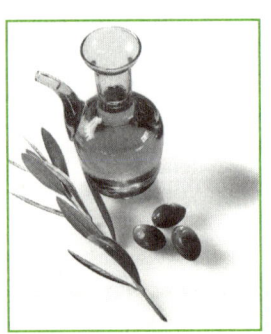

säuren so dringend wie Vitamine. Ohne sie bildet Ihr Körper keine Schlank-Hormone. Auch die Starköche verwenden Olivenöl in der Suppe. Planen Sie täglich zusätzlich 2–3 Teelöffel Olivenöl ein, etwa im Gemüse oder im Salat.

Olivenöl lockt Schlank-Hormone

Magie auf Rezept

Ein Interview mit Dr. Peter Schleicher

*Der Münchner Immunologe Dr. Peter Schleicher verschreibt die
Kohlsuppe seinen Patienten – mit Erfolg.*

Alles Hokuspokus, oder kann man mit Kohlsuppe wirklich so gut abnehmen?

Dr. Schleicher: Man kann. Wir haben mittlerweile viele Jahre Er-
fahrung damit. Unsere Patienten verlieren vier bis sechs Kilo in
der Woche. Und fühlen sich frisch, fit – ja regelrecht mit Energie
aufgeladen. Diese Diät ist praktisch, jederzeit durchführbar, gut
für Singles oder Berufstätige geeignet. Man kann auch immer
mal eine 3-Tage-Diät einlegen, um nach Festtagen die Pfunde
wieder loszuwerden.

Ist sie gesund?

Sicher. Es handelt sich um eine medizinische Diät. Sie stärkt das
Immunsystem. Und sie entschlackt den Körper auf allen Ebenen.
Bei den meisten Diäten verstopft ein Entschlackungsmechanis-
mus. Mit der Atkins-Diät bekommt man zum Beispiel Gicht, weil
die Nieren nicht alles ausscheiden können.

Welches ist die wirkungsvollste Zutat im magischen Süppchen?

Die Hauptarbeit übernimmt der Kohl. In 100 Gramm stecken nur
22 kcal, und er ist äußerst faser- und ballaststoffreich. Um den
Kohl aufzubereiten, braucht der Körper mehr Energie, als er daraus gewinnen kann. Übersetzt heißt das so viel wie: Kohl regt

die Fettverbrennung an. Je mehr man isst, desto mehr nimmt man ab. Und Kohl liefert B-Vitamine und Vitamin C. Lauter Arbeiter im Energiestoffwechsel. Fehlen sie, bleibt das Fett auf den Hüften liegen. Übergewicht geht oft auf das Konto von Vitalstoffmangel.

Doch manche haben mit Kohl reale Probleme?
Es gibt einen einfachen Trick, wenn jemand die Suppe nicht verträgt: eine kleine Hand voll Kamilleblüten ins Kochwasser geben.

Manche sagen, Schlacken gäbe es gar nicht ...
Doch, Schlacken gibt es wirklich. Sie glauben nicht, was die Wurstsemmel im Körper anrichtet! Durch falsche Ernährung gerät der Säure-Basen-Haushalt aus dem Gleichgewicht. Der Körper übersäuert. Es bilden sich saure Ablagerungen, die Zellstrukturen verätzen – sprich: Schlacken. Das macht müde, stört die Durchblutung, löst Rheuma, Gicht und Arthrose aus. Und der Körper speichert Unmengen unnötiges Wasser, um die sauren Stoffe zu neutralisieren. Deswegen sieht man aufgedunsen aus.

Der Immunologe Dr. Peter Schleicher verschreibt gerne Medizin, die aus der Natur kommt. Kohlsuppe statt Appetitzügler.

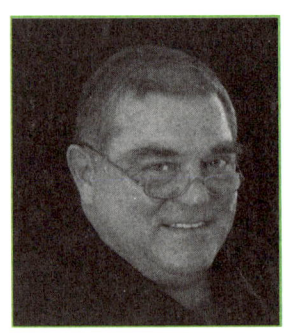

Hänsel wurde von der Hexe mit Zuckerwerk gemästet. Ist das die effektivste Methode, schnell dick zu werden?

Ja. Man spricht von Insulin-Mast. Kohlenhydrate in Form von Bier, Süßem, Zucker und Weißmehl mästen den ganzen Menschen über die ständige Insulinproduktion – und führen zur Leberverfettung. 85 Prozent der Deutschen haben eine Fettleber. Das heißt, unser wichtigstes Entgiftungsorgan kann nicht mehr richtig arbeiten. Die Folgen: Diabetes Typ II und Gicht. Der Körper speichert Schwermetalle und andere toxische Substanzen. Verdauung und Fettstoffwechsel sind gestört. Man nimmt noch mehr zu, wird chronisch müde, die Abwehrkräfte schwächeln und die Gefäße verkalken. Das führt zu Schlaganfall und Herzinfarkt.

Und wie genau entschlackt die Magic Soup?

Die Kohlsuppe wirkt wie eine Drainage auf vier Ebenen: Verdauungstrakt, Lymph-, Herz-Kreislauf- und Immunsystem schalten auf »Das Giftzeugs muss raus aus dem Körper«.

Die Suppe putzt den ganzen Körper durch?

Ja. Jeder Inhaltsstoff hat spezifische Wirkungen. Die Gemüse schwemmen aus und entschlacken den Darm mit ihren Faserstoffen. Sie enthalten immunologische Substanzen wie Flavonoide. Diese aktivieren die Fresszellen des Immunsystems so stark, dass sie dreimal so viel »Feinde« entsorgen wie sonst.

Was übernehmen Sellerie und Paprika?

Sellerie wirkt stark wassertreibend und regt die Magensäfte an. Je mehr Verdauungssäfte tätig werden, umso früher ist man satt. Auch der Paprika in der Suppe kurbelt die Speichel- und Magensaftsekretion an – und liefert hoch konzentriert Vitamin C.

Vitamin C zählt ja auch zu den Fatburnern.
Ja. Menschen mit Übergewicht leiden häufig an Vitamin-C-Mangel.

Und die Zwiebel?
Studien zeigen, dass sie Bakterien killt, Entzündungen hemmt, Fett- und Zuckerwerte im Blut senkt und Bluthochdruck mindert. Sie verbessert die Fließfähigkeit des Blutes und beugt Herzinfarkt und Krebs vor. Weil die Zwiebel die Durchblutung verbessert, wird auch das Gewebe, in dem die Schlacken stecken, besser durchblutet und der ganze Organismus entschlackt.

Tomaten und Karotten vervollständigen die Zauberformel?
Eine tomatenreiche Ernährung bietet einen durch viele Studien bewiesenen Schutz vor Krebs und Herz-Kreislauf-Erkrankungen, und zwar durch den sekundären Pflanzenstoff Lycopin. Ein Lock- und Schutzstoff. Damit schützt sich die Tomate vor Pilzen und Bakterien. Lycopin regt das Immunsystem an und senkt den Insulinspiegel. Karotten enthalten Carotine. Die fangen freie Radikale – aggressive Sauerstoffmoleküle, die Zellen und Erbsubstanz zerstören. Karotten schützen die Haut vor UV-Strahlen und Krebs.

Was ist während der Diät zu beachten?
Man verliert viel Flüssigkeit und damit eine Menge an Mineralien und Spurenelementen. Nehmen Sie ein gutes Vitamin- und Mineralstoffpräparat und trinken Sie viel. Ein Eiweißpulver verhindert, dass Körpereiweiß und damit Muskeln abgebaut werden.

Was tun, wenn man nach drei Tagen die Suppe nicht mehr sehen kann?
Das kommt selten vor. Aber dann empfehle ich: einfach pürieren und trinken. In der Regel schmeckt sie dann wieder.

EIN WORT ZUM WORT »DIÄT«

»Diät« kommt aus dem Griechischen und bedeutet Lebenseinstellung, Lebensart. Und diese kann durchaus fröhlich und voller Genuss sein. Wochenlang Eier zu essen oder jahrelanges Kalorienzählen ist keine Lebenseinstellung. Im Gegenteil: eher die Aufforderung, das Essen, das Genießen, das Leben einzustellen.

Auch Kohlsuppenlöffeln ist keine Lebenseinstellung. Sehen Sie die Magic Diet als Einstieg in ein neues Leben. Und gewinnen Sie mit den Informationen in diesem Buch eine neue »Lebenseinstellung«: Essen ist mehr als Kalorienaufnehmen. Essen ist Ihr wichtigster Treibstoff für Gesundheit, Wohlbefinden und gute Laune.

Eine gute Diät heißt ...

- ➤ Sie haben keinen Hunger
- ➤ Ihre 70 Billionen Körperzellen bekommen ausreichend Vitalstoffe
- ➤ der Genuss bleibt nicht auf der Strecke
- ➤ der Waagenzeiger bleibt auch nach der Diät unten
- ➤ sie enthält auch Anleitung zur Bewegung
- ➤ sie zeigt Wege auf, wie Sie sich entspannen
- ➤ sie verspricht nicht nur, sondern erklärt, was im Körper passiert
- ➤ Sie fühlen sich munter und pudelwohl

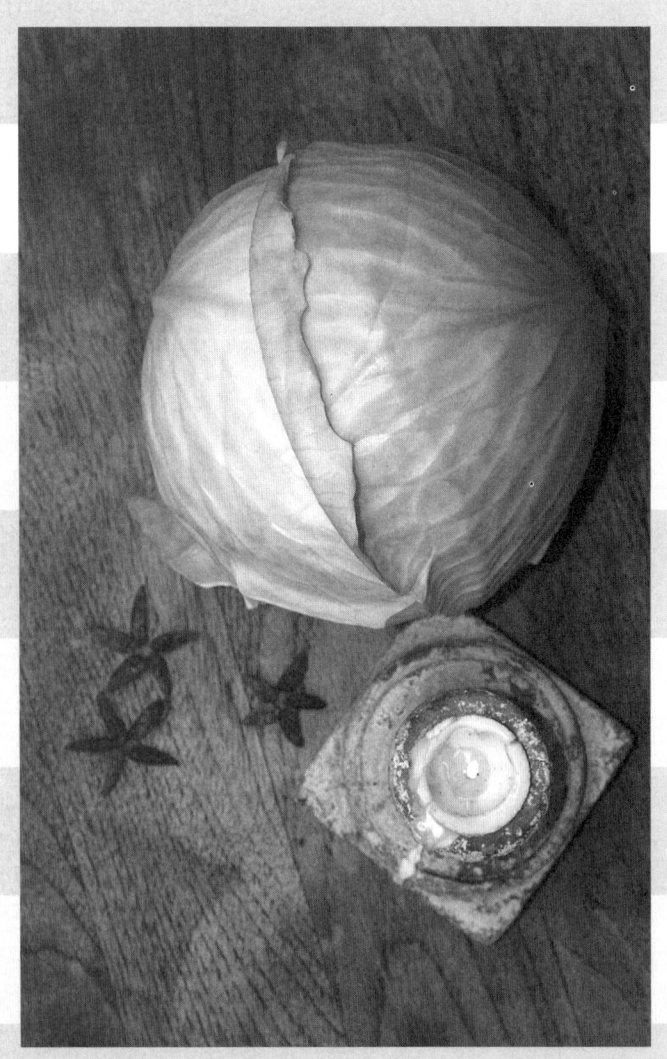

Sechs Starköche
kochen **Kohl** auf

Zauberei vom Feinsten: Das Originalrezept kam zu sechs Starköchen – und magische Künste verwandelten es in Schmankerln für Gourmets. Ausprobieren, bis zu zehn Pfund verlieren – und ja nicht weitersagen! Über den Star in der Suppe lesen Sie alles Wissenswerte ab Seite 58 – von seinem Dasein als Medizinball, über seine Großfamilie, seine Entfaltung als Globetrotter in den Töpfen dieser Welt und über den Eigenanbau als Kohl im Kübel.

Eckart Witzigmann

Wer kennt ihn nicht – den Schüler von Bocuse, den deutschen Meister des Kochlöffels? Früher gab es das Tantris, das Aubergine, dann ein Restaurant, eine Kochschule auf Mallorca. Es folgte der Eckart-Witzigmann-Preis. Im »Witzigmann-Roncalli-Bajazzo« jubeln bis zu 150 000 Menschen in der vierstündigen Show den besten Artisten der Welt zu – und genießen dabei ein viergängiges Menü des Jahrhundertkochs. Heute gibt der Professor und Ehrendoktor sein Wissen weiter. Holen Sie

Starkoch Eckart Witzigmann verleiht bodenständigem Kohl asiatische Leichtigkeit.

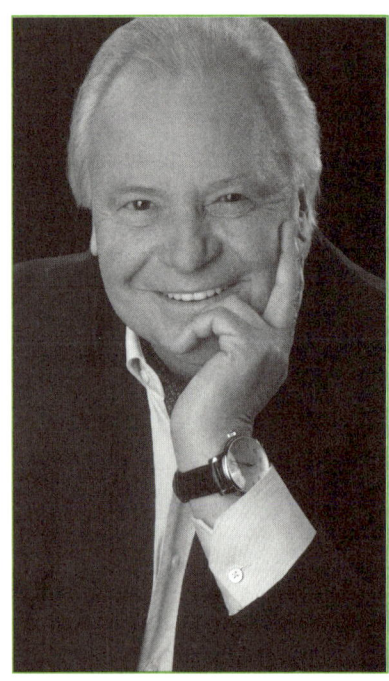

sich einen Kohl und stellen Sie schon mal den Topf auf! Witzigmanns magische Kohlsuppe ist einfach ein Gedicht.

Asiatische Kohlsuppe

Der Sternekoch würzt mit Ingwer und Zitronengras – und heizt den Pölsterchen kräftig mit Chili ein. Das Rezept reicht für 1 bis 2 Tage – je nach Hunger.

Zutaten

500 g Weißkohl
2 rote Paprikaschoten
300 g Blumenkohl
170 g Möhren
1 Stangensellerie
150 g Lauch
150 g weiße Zwiebeln
300 g Strauchtomaten
2 Knoblauchzehen
1 Stück Ingwer (ca. 2 cm)
1–2 Stangen Zitronengras

2 EL kretisches Olivenöl
1 EL Currypulver
1 EL gehackter Kümmel
1 kleine Dose passierte Tomaten (200 g)
2 Würfel Gemüsebrühe
1 EL zerstoßenen Koriandersamen
2 Lorbeerblätter
2 kleine getrocknete, gehackte Chilischoten
1 Spritzer Sojasauce

Und so geht's

1. Das Gemüse waschen, putzen und klein schneiden. Zwiebeln und Lauch in einem großen Topf mit dem Olivenöl anschwitzen. Mit dem Curry würzen und den gehackten Kümmel und Knoblauch dazugeben. Kurz köcheln lassen.

2. Restliches Gemüse und pürierte Tomaten zugeben und mit Wasser aufgießen.

3. Brühwürfel, Koriandersamen, Lorbeerblätter, Chilis, Ingwer und Zitronengras dazugeben und aufkochen.

4. 10 Minuten kochen lassen, Temperatur reduzieren und so lange köcheln lassen, bis das Gemüse gar ist. Mit Sojasauce abschmecken und die frischen, gehackten Kräuter dazugeben.

Weise Würze

➤ Zitronengras (Citronella): Das asiatische Gewürz schmeckt intensiv zitronenfrisch und regt den Stoffwechsel an. Es würzt Fleisch, Fisch und Suppen. Meist reicht eine Stange. Man nimmt das untere, hellgrüne feste Drittel und schneidet es in Scheiben. Die grasähnlichen Blätter kann man aufbrühen und als Getränk servieren: pro Tasse 2 TL, 5–10 Minuten ziehen lasen. Senkt Fieber, hilft gegen Flatulenz und Magenbeschwerden. Zitronengras gibt's auch getrocknet und als Pulver.

➤ Ingwer: Die süß-scharf brennende asiatische Wurzel würzt Fisch, Fleisch und Suppen. Lindert Seekrankheit und Kater, verbessert die Durchblutung, kräftigt das Herz und heilt Entzündungen.

TIPP:

HIER KOCHT DER CHEF

➤ Wer auch zu Hause mehr vom Starkoch genießen will, hole sich »Eckart Witzigmanns junges Gemüse« vom Gräfe und Unzer Verlag.

➤ Neues und Spannendes über den »Koch der Könige und Götter« (New York Times) erfahren Sie unter www.eckart-witzigmann.de. Tel.: 089/29 16 17 93.

➢ Koriander: Der frisch gemahlene Samen schenkt die Aromen einer Pomeranze (bittere Orange). Das frische Kraut schmeckt lauchartig herb, zitronig-pfeffrig. In Frankreich kaut man die Blätter nach Knoblauchgenuss.

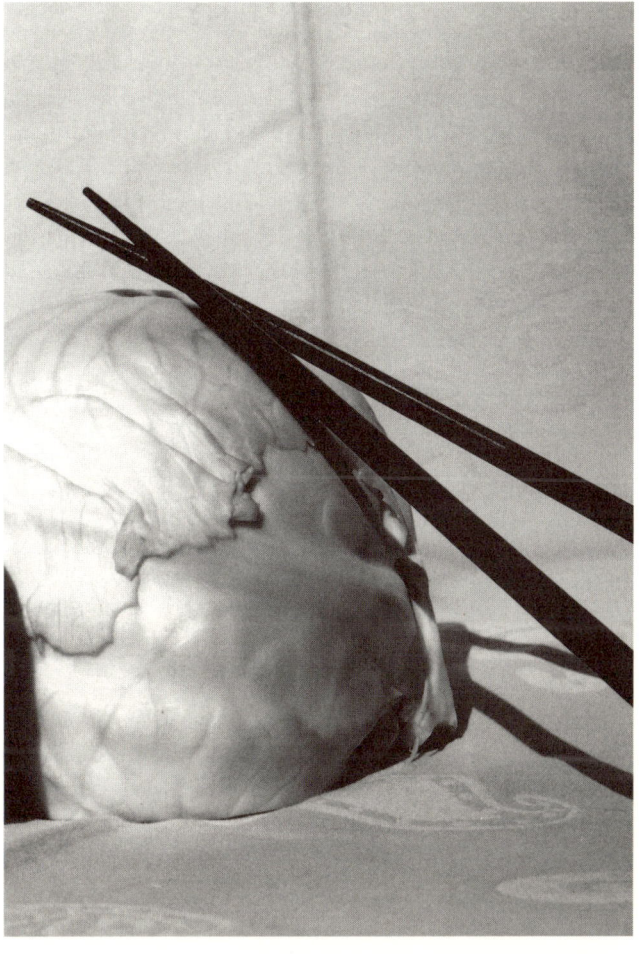

Kolja Kleeberg

Man kennt Kolja Kleeberg aus dem Frühstücksfernsehen, kochend mit Kerner, mit Lanz. Wie lautet seine Küchenphilosophie? »Kolja Kleebergs Kalender-Küche arbeitet mit dem Gedanken: Die Natur hält dann, wenn wir etwas Bestimmtes brauchen, diese Inhaltsstoffe für uns parat, mit dem, was sie bietet. Der Spargel im Frühling hilft dem Körper, das über den Winter angereicherte Wasser wieder loszuwerden. Im Sommer braucht der Körper viel Wasser: Gurken und Tomaten enthalten 95 Prozent davon. Der Winterkohl liefert dreimal mehr Vitamin C als Zitronen, ist wertvoller als ein Schälchen kanadische Erdbeeren. Kohlsuppe hat immer Saison, da es über das Jahr hinweg verschiedene Weißkohlsorten gibt. Und man kann sie auch wunderbar kalt essen. Weil schöne Gemüse drinstecken, die mit ihrer Fruchtsäure erfrischen – wie die Tomate.«

Mediterrane Kohlsuppe

*Anchovis und Olivenpaste machen dieses Rezept
zur Gourmetreise ans Mittelmeer.*

Rezept für 1 bis 2 Tage

Zutaten

*je 1 rote und gelbe
    Paprikaschote
250 g Möhren
3 Stangen Stauden-
    sellerie
250 g grüne Bohnen*

*500 g Weißkohl
1 große Gemüse-
    zwiebel
2 Knoblauchzehen
4 EL Olivenöl
Meersalz*

2 getrocknete rote
Chilischoten
1 l Gemüsebrühe
2 Zweige Thymian
2 Stiele Basilikum
1 Salbeizweig

3 Anchovis (Sardellenfilets)
4 Strauchtomaten
75 g schwarze entsteinte
Oliven
2 EL Aceto balsamico
bianco

Für die Olivenpaste:

200 g schwarze entsteinte
Oliven
3 Anchovis (Sardellen-
filets)
2 Thymianzweige
abgeriebene Schale
einer Bio-Zitrone

50 g Kapern in Salz
(über Nacht in Wasser
entsalzen!)
200 ml provençalisches
Olivenöl
Salz, schwarzer Pfeffer
aus der Mühle

Und so geht's

1. Den Backofen auf 180° (Umluft 160°) vorheizen. Die Paprikaschoten halbieren, Kerne und Trennwände entfernen. Auf den Rost legen und im Ofen (Mitte) 30 Minuten rösten. Dann die Paprika in einen Gefrierbeutel geben und verschließen. Nach 30 Minuten die Haut abziehen.

2. Möhren, Sellerie und Bohnen waschen oder schälen, putzen und klein schneiden. Kohl putzen, in Blätter zerteilen und diese in mundgerechte Stücke schneiden. Zwiebel abziehen und längs achteln.

3. Olivenöl in einem großen Topf erhitzen. Zwiebel und ungeschälte Knoblauchzehen darin andünsten. Dann Möhren, Sellerie, Bohnen nacheinander hineingeben und je 1 Minute anschwitzen, zuletzt den Weißkohl. Mit Salz und zerbröselten Chilischoten würzen. Mit Brühe auffüllen, einmal aufkochen. Thymian, Basilikum und Salbei zusammenbinden und in den

Topf hängen. Zugedeckt 5 Minuten ziehen lassen. Knoblauchzehen rausfischen.

4. Anchovis gut abspülen und klein hacken. Tomaten überbrühen, häuten, in Stücke schneiden. Die enthäuteten Paprikas würfeln. Mit den Oliven zur Suppe geben. Mit Salz und Balsamico-Essig abschmecken. Weitere 5 Minuten ziehen lassen.

5. Für die Paste: Oliven und Anchovis klein schneiden. Thymianblättchen abstreifen und zusammen mit Zitronenschale und Kapern pürieren. Mit dem Olivenöl glatt rühren, mit Salz und Pfeffer würzen. In jede Portion Suppe 1 TL von der Paste rühren.

Weise Würze

➢ Thymian: Das Mittelmeergewürz schmeckt zu gegrilltem Fleisch und Fisch, in Saucen und Eintöpfen. Würzt getrocknet dreimal stärker als die frischen Blättchen. Frische Variante für Sommergerichte: Zitronenthymian. Schon Hildegard von Bingen sprach dem Thymian Heilkräfte zu. Heute weiß man: Die ätherischen Öle lösen Krämpfe, können Husten heilen und halten Bakterien in Schach.

➢ Salbei: Die Druiden glaubten, dass er kraft seiner magischen Wirkung Tote zu wecken vermag. Er fördert die Verdauung, regt Galle und Leber an, hemmt das Wachstum von krankheitserregenden Mikroorganismen. Seine kampferähnlichen Aromen harmonieren gut mit Knoblauch, Zwiebeln, Rosmarin.

➢ Knoblauch: senkt den Blutdruck und putzt die Arterien durch. Den typischen Geruch mildert man durch Garen. Nach Knoblauch-Orgien hilft – so heißt es –, Kaffeebohnen oder Petersilie zu kauen. Die Knolle passt zu fast allen Weltküchen, ob asiatisch, indianisch oder mediterran.

TIPP

Kolja Kleeberg – Chefkoch des Restaurants VÂU in Berlin – zaubert nach der Philosophie: Genuss für alle Sinne. Er will Kochen als Lusthandwerk mit Kopf schmackhaft machen. In seiner Küche zählt absolute Frische: Es werden nur saisonale Lebensmittel aus biologischem Anbau verwendet, keine Fertigprodukte, alles wird von Hand hergestellt. Tel.: 030/2 02 97 30 (www.vau-berlin.de).

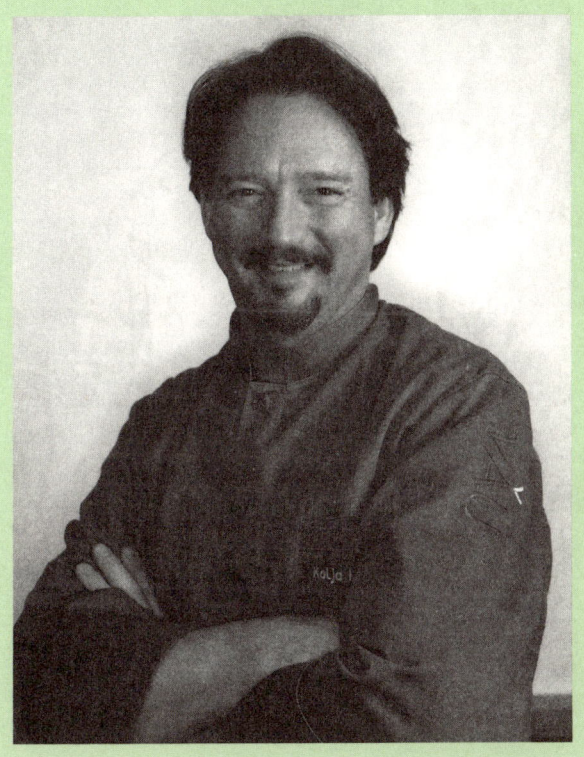

Christian Lohse

Mögen Sie Kohl, Herr Lohse? »Natürlich. Nur: Kohl ist nicht gleich Kohl. Ich bin auf dem Land aufgewachsen. Mit Kohl frisch aus dem Garten. Abschneiden, putzen, kochen. Ein Gedicht. Wird er morgens geschnitten und sofort verarbeitet, hat er den knackigen, fruchtigen Ton, würzig und pfeffrig. Wenn wir Kohl auf der Karte haben, freuen sich die Gäste. Gegrillte Langostinos, Sommerkohl, Trüffel – eine wunderbare Verbindung.«

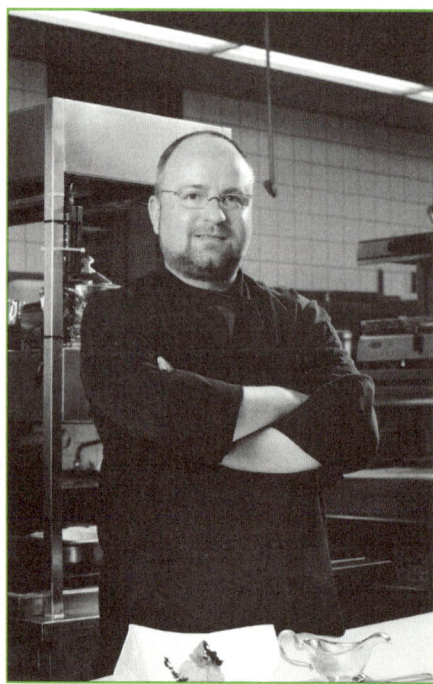

Christian Lohse,
»Fischers Fritz« im
The Regent Berlin,
Charlottenstr. 49,
10117 Berlin

Nordafrikanische Kohlsuppe

Der Sternekoch setzt auf Aroma.
Und das steckt eben nur in Bio-Gemüse.

Rezept für 1 bis 2 Tage

Zutaten

500 g Weißkohl
½ Stange Stauden-
    sellerie
2 junge Fenchelknollen
4 weiße Rüben
4 Artischocken
4 große Tomaten
2 gelbe Paprika-
    schoten
1 Bund Frühlings-
    zwiebeln
3 Knoblauchzehen
1 Limette

4 EL Olivenöl
1 TL Fenchelsamen
2 getrocknete rote
    Chilischoten
grobes Meersalz
2 l Gemüsebrühe
1 EL gehackte
    glatte Petersilie
1 EL gehackte Zitronen-
    melisse
1 Bio-Zitrone
frisch gemahlener
    schwarzer Pfeffer

TIPP

Christian Lohse ist Sternekoch im »Fischers Fritz«, Berlin
(Tel. 030/20 33 63 63; www.fischersfritzberlin.com). Seine
Zauberkünste: leicht, im französischen Stil. Seine Gerichte,
mit frischem Bio-Gemüse gekocht, verwöhnen Gaumen und
Seele mit köstlichen Aromen.

Und so geht's

1. Kohl, Sellerie, Fenchel und Rüben waschen oder schälen, putzen und alles klein schneiden. Die Artischocken entblättern, das Heu entfernen, den Boden in kleine Tortenstücke schneiden. Die Tomaten überbrühen, abschrecken und häuten. Die Paprikaschoten halbieren, entkernen und in kleine Würfel schneiden. Die Frühlingszwiebeln putzen und in feine Ringe schneiden. Den Knoblauch schälen, halbieren und den grünen Strunk entfernen. Die Limette dick schälen (mitsamt der weißen Haut), würfeln.

2. In einem großen Topf 2 EL Olivenöl erhitzen. Das gesamte Gemüse mit Fenchelsamen und Chilischoten darin andünsten. Mit Meersalz würzen und die Limettenstücke hinzugeben. Mit der Gemüsebrühe auffüllen, aufkochen und zugedeckt bei mittlerer Hitze 20 Minuten kochen lassen.

3. Das übrige Olivenöl in die Suppe rühren. Die gehackten Kräuter hinzugeben – dann nicht mehr kochen lassen.

4. In einen vorgewärmten Suppenteller geben, etwas Zitronenschale darüberreiben und mit wenig frisch gemahlenem schwarzen Pfeffer bestreuen

Weise Würze

➤ Fenchel: Die kümmelähnlichen Samen schmecken süßlich-bitter und ein wenig nach Anis. Selbst gemahlen schmeckt er am intensivsten. Und der türkische Samen ist der beste. Fenchel beruhigt den Magen, verhindert widrige Winde. Fenchelaufguss lindert Husten.

➤ Chili sorgt für gute Laune. Die Schärfe auf der Zunge schickt eine Botschaft ans Gehirn: Au! Und schon hat der Körper Linderung parat: eine kräftige Dosis Endorphine. Sie dämpfen Schmerzen und stimmen fröhlich. Gute Laune wiederum macht schlank.

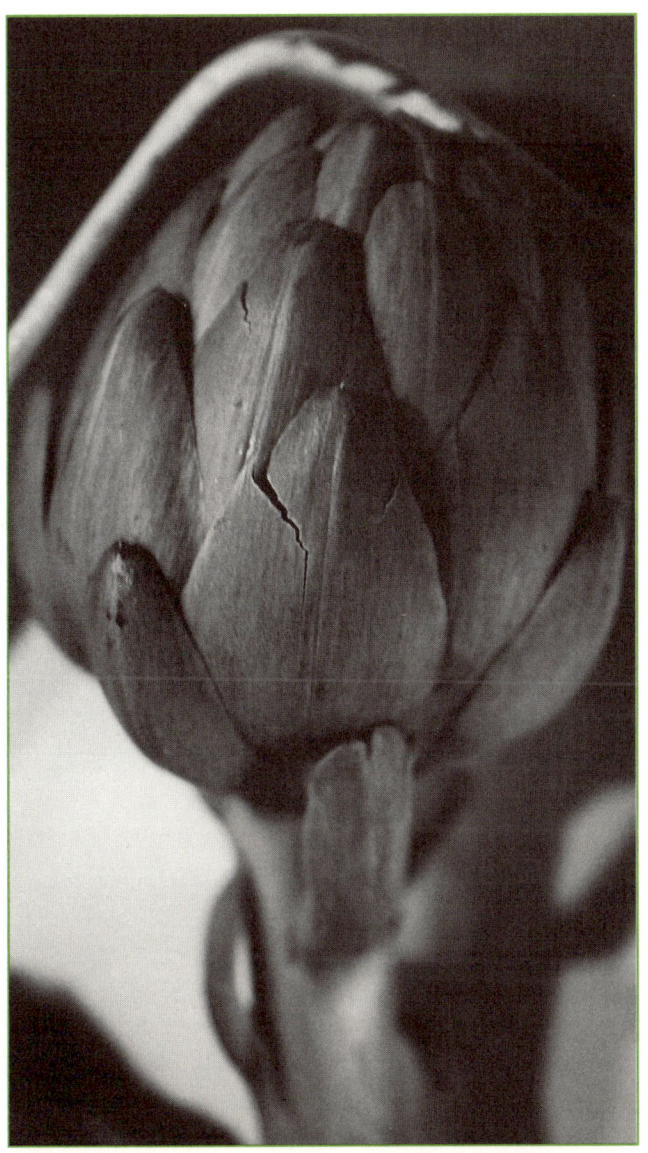

Frank Buchholz

Einst galt er als der »Junge Wilde« unter den Topköchen. Heute würzt Frank Buchholz Kochshows mit seinem Charisma, schreibt Bücher, leitet seine eigene Kochschule. Bei seinen TV-Auftritten präsentiert er seine Liebe zum Beruf. Sein Leitgedanke: »Genuss, der Spaß macht.« Was hält er von Kohl? »Ein Superthema für einen Koch. Ein einfaches Gemüse, das man

Frank Buchholz –
Leiter der
»Kochwerkstatt«

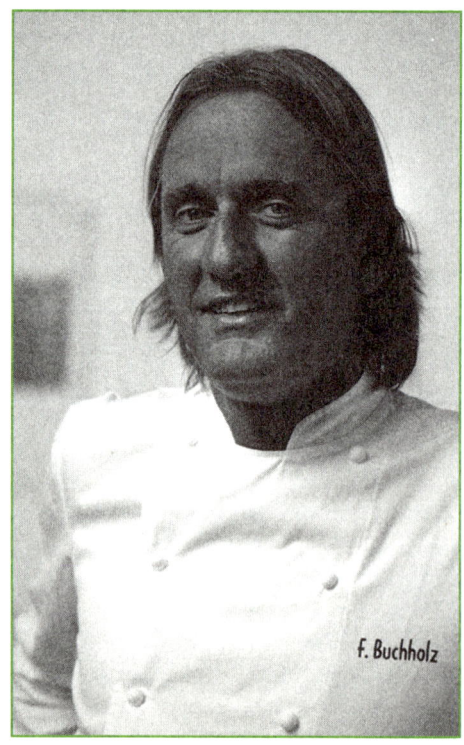

einfach zubereiten kann. Kohl passt hervorragend in die kreative Küche – die Küche, in der man mit wenig Aufwand viel erreicht. Die ist zum Experimentieren und Ausprobieren da, aber nicht zum Spinnen. Ein guter Kohl braucht keine 50 Handgriffe, um auf dem Teller zu überzeugen. Kommt er vom Biobauern, schmeckt er ohne viel Gewürzzauber. Man kann ihn kurz blanchieren oder anbraten. Aber am liebsten habe ich ihn in der Suppe. Wie hier mit Basilikum. Die beiden harmonieren unheimlich gut. Gute Köche sind übrigens nicht dick, wie man immer meint. Weil sie sich wie ihre Gäste bewusst ernähren.«

Spitzkohlsuppe mit Pecorino und Basilikumöl

Rezept für 1 bis 2 Tage

Zutaten

1 Bund Basilikum
5 EL Olivenöl
Salz
1 kleiner Kopf Spitzkohl
   oder Weißkohl
250 g Möhren
250 g Sellerie
1 junge Fenchelknolle

Pfeffer aus der Mühle
800 ml Gemüsefond
   (aus dem Glas oder
   selbst gemacht)
80 g Joghurt
4 EL Zitronensaft
20 g Pecorino
   am Stück

Und so geht's

1. Basilikum waschen, trocken schütteln, Blätter abzupfen und mit 4 EL Olivenöl und 1 Prise Salz vermengen. Basilikummischung 10 Minuten im Gefrierfach gut durchkühlen, anschließend mit dem Pürierstab fein pürieren.

2. Inzwischen Kohl, Möhren, Sellerie und Fenchel putzen, waschen und in feine Streifen schneiden. Das übrige Olivenöl in einem Topf erhitzen, Möhren-, Sellerie- und Fenchelstreifen darin bei mittlerer Hitze 2–3 Minuten andünsten und ganz zum Schluss die Kohlstreifen dazugeben. Mit Salz und Pfeffer kräftig würzen und mit Gemüsefond auffüllen.

3. Die Suppe kurz aufkochen, dann den Topf vom Herd ziehen und den Joghurt einrühren. Mit Zitronensaft, Salz und Pfeffer abschmecken und 2–3 Minuten auf der abgeschalteten Herdplatte ziehen lassen.

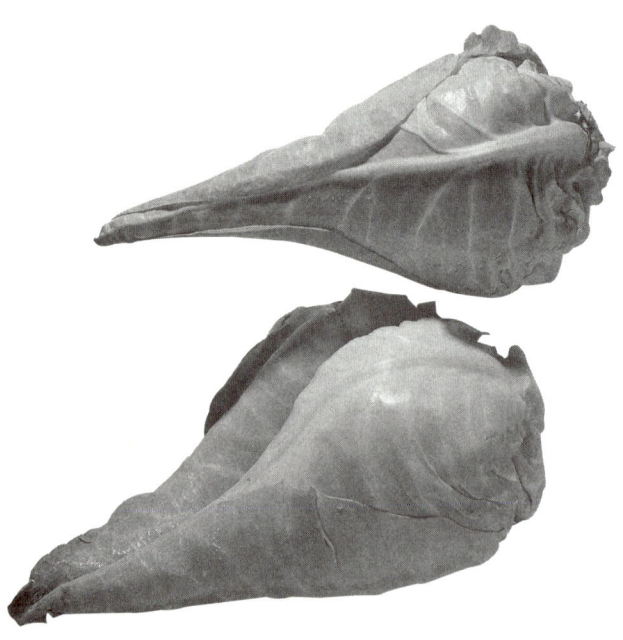

4. Die Spitzkohlsuppe in Tassen oder in eine Terrine füllen, den Pecorino darüberhobeln, dann unterrühren. Mit dem Basilikumöl beträufeln und servieren.

Weise Würze

➢ Basilikum. War schon den Ägyptern heilig und ist auch heute noch in der ayurvedischen Medizin ein besonderes Kraut. Sein würzig-kühlendes Aroma krönt Mozzarella mit Tomaten oder prägt den berühmten Pesto aus Genua. Es passt aber auch zu weißfleischigem Fisch. Kombiniert man Basilikum mit Kohl und Hülsenfrüchten, haben widrige Winde keine Chance. Genießen Sie Basilikum roh, da es gekocht Aroma einbüßt. Außer der Sorte, die der Supermarkt für uns bereithält, gibt es noch 157 vor allem dekorative Gattungen.

TIPP

Frank Buchholz schwingt im Restaurant »Buchholz« den Zauberlöffel (Klosterstr. 27, 55124 Mainz, Tel. 06131/9 71 28 90; www.frank-buchholz.de) und ist Mitbegründer der Kochwerkstatt (06131/9 71 36 74). Seine Magie: Viva Italia – dazu eine ordentliche Portion Deutsches, ein gesundes Maß an Fantasie, gemischt mit neu interpretiertem Traditionsbewusstsein. Wer ihn zu Hause testen will, besorge sich sein neues Buch »Männer kochen anders«. Vgs, Köln.

Karl Ederer

Mögen Sie Kohl, Herr Ederer? »Ja, freilich, es handelt sich um ein echtes Lebens-Mittel«, sagt der Meister der saisonalen Küche, für den Geschmack »Heimat« bedeutet. Seine Löffelkunst schont die Zutaten und fördert den natürlichen Geschmack. Er verwendet Meersalz, dezente Gewürze, frische Kräuter der Saison sowie hochwertige Öle und Essige. Karl Ederer hat eine »riesen Freude« am Freistil-Kochen und interpretiert am liebsten traditionelle Gerichte neu. Womit wir beim Thema wären: Seine Kohlsuppe – ein Gedicht. Wegen der Eiweißeinlage sollte man sie erst ab dem fünften Tag der Kohlsuppen-Woche genießen.

Karl Ederer in seinem Restaurant in München

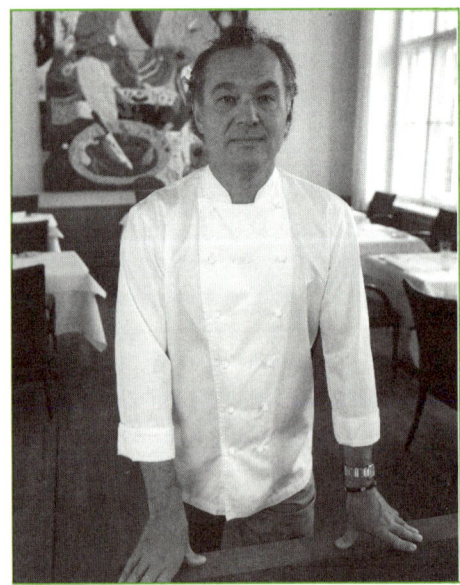

Kohlsuppe mit Shiitake und Gelben Rüben

Rezept für 1 Tag

Zutaten

300 g Geflügelflügel
   (alternativ 2 Keulen)
300 g Spitzkraut
50 g Shiitake
80 g Gelbe Rüben

1 TL Sesam
4–8 Blatt Minze
1,5 l Wasser
Meersalz, Pfeffer aus
   der Mühle

Und so geht's

1. Die Flügel in einen Topf geben, mit 1,5 l Wasser bedecken, salzen und pfeffern. Aufkochen lassen und dann 45 Minuten weiter köcheln lassen. Die Flügel aus dem Sud nehmen und das Fleisch von den Knochen lösen.

2. Das Spitzkraut putzen und in Streifen schneiden, genauso die Shiitakepilze. Die Gelben Rüben schälen und in feine Scheiben schneiden.

3. Einen Topf erhitzen, den Sesam darin kurz bräunen, das Kraut und die Rüben zugeben, salzen und pfeffern.

4. Den Geflügelfond durch ein Sieb in den Topf dazugießen, gut verrühren und 10 Minuten gar kochen. Nach 3 Minuten Kochzeit die Pilze zugeben und zum Schluss die ausgelösten Hühnerflügel.

5. Nochmals gut vermischen und nachschmecken. Eine pikante Note tut der Suppe gut.

6. Kurz vorm Servieren die frisch geschnittene Minze drüberstreuen.

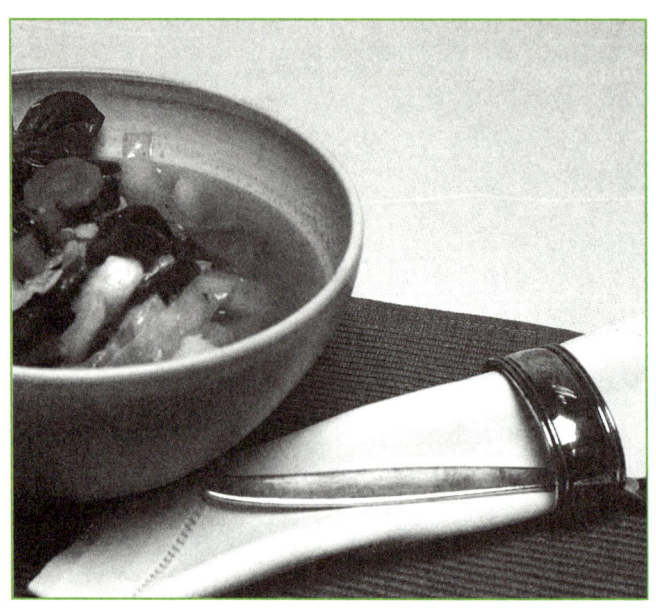

TIPP

➢ Karl Ederers klare Küche können Sie im Restaurant »Ederer« genießen (Kardinal-Faulhaber-Straße 10, 80333 München, Tel. 089/24 23 13 10-11).
Mehr Infos: www.restaurant-ederer.de.
➢ Auch zu Hause können Sie sich von der Kunst des Münchner Sternekochs überzeugen. Seine Kombination von Mozzarella mit Roten Beten ist ein unvergessliches Erlebnis: »Heimat-Food: Meine Rezepte«. Ludwig, München.

Löffelzauberer Nr. 6
Gabriele Kurz

Die richtige Balance von Genuss und Gesundheit hat in der Küche von Gabriele Kurz oberste Priorität. Die Expertin für vegetarische Küche verarbeitet nur hochwertige, frische Zutaten, wenn möglich aus Bio-Anbau. Dazu gehören u.a. Datteln, Granatäpfel, Kamelmilch – Sie haben sich nicht verlesen: Kamelmilch. Seit 2007 schwingt die Botschafterin des guten Geschmacks den Kochlöffel im »Magnolia« im Wüstenstaat Dubai und leistet dort Pionierarbeit in Sachen vollwertige Küche. Mit ihren fleischlosen Köstlichkeiten überzeugt die Spitzenköchin ernährungsbewusste Feinschmecker aus der ganzen Welt – freilich ohne ihre bayrischen Wurzeln zu verleugnen.

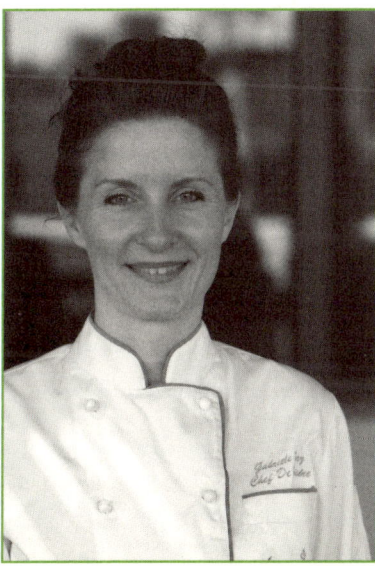

Gabi Kurz leitet das vegetarische Luxusrestaurant »Magnolie« in Dubai.

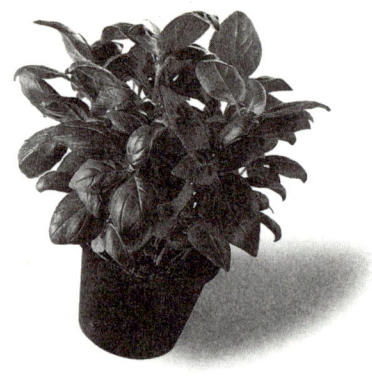

Auch Kohl als gesundes All-roundtalent nimmt in ihrer Küche einen festen Platz ein. Denn: »Gutes Essen und seinem Körper Gutes tun gehören bei mir zusammen«, sagt Gabriele Kurz. Das gilt auch für die 1001-Nacht-Kohlsuppe. Wegen des Eiweißgehalts im Räuchertofu sollten Sie damit allerdings bis zum 5. Tag der Kohlsuppen-Woche warten.

Spitzkohlsuppe mit Safran und Räuchertofu

Rezept für 1 bis 2 Tage

Zutaten

500 g Spitzkohl oder
    Weißkohl
1 Knoblauchzehe
4 Frühlingszwiebeln
1 Karotte
½ Staudensellerie
250 g zarter Kohlrabi
    (oder 250 g weiße
    Mairübchen)

1 kleine rote Chili
5–6 Safranfäden
2 EL Olivenöl
1,5 l Gemüsebrühe
1 Bio-Orange
1 Bund Basilikum
40 g Räuchertofu
Salz
1 TL Tamari oder Shoyu

Und so geht's

1. Alle Gemüse waschen und putzen. Den Kohl in 1 x 1 cm große Würfel schneiden. Knoblauch schälen und zerdrücken. Frühlingszwiebeln mit dem Grün in Röllchen schneiden. Das

Grün separat legen. Karotte und Staudensellerie in dünne Scheiben schneiden. Kohlrabi schälen und in 1 x 1 cm große Würfel schneiden. Chili entkernen und klein schneiden.

2. Im Olivenöl Safran, Knoblauch, Kohlrabi, Karotten, Staudensellerie und das Weiße der Frühlingszwiebeln kurz anschwitzen, dann mit der Gemüsebrühe aufgießen und zum Kochen bringen.

3. Die Hitze herunterdrehen und den Kohl dazugeben. Etwa 15 Minuten leise simmern lassen bis das Gemüse weich, aber noch bissfest ist.

4. Orangenschale fein abreiben und den Saft auspressen. Basilikum von den Stielen zupfen. Räuchertofu in kleine Würfel schneiden.

5. Die Suppe zum Schluss mit Salz, Orangesaft und -schale und ein wenig Tamari abschmecken. Kurz vor dem Servieren Räuchertofu, Basilikum und Frühlingszwiebelgrün dazugeben.

TIPP

Kennen und lieben gelernt hat Gabriele Kurz die ganzheitliche Küche im mütterlichen Biohotel und Restaurant (Locksteinstraße 1, 83471 Berchtesgaden, Tel. 08652/9800) – eines der besten fleischlosen Restaurants in Deutschland. Seit 2007 lebt und arbeitet sie in Dubai und führt dort das »Magnolia«, das erste vegetarische Wellbeing-Restaurant im Luxus-Resort »Madinat Jumeirah« (www.jumeirah.com). Wer ihre vegetarischen Köstlichkeiten zu Hause nachkochen möchte, besorgt sich ihr neues Buch »Ganz einfach vegetarisch: Die neuen Rezepte der Spitzenköchin – Lecker und unkompliziert für jeden Tag«. Ludwig, München.

Kohlweisheiten

Aus den Tränen der Götter

Den Kohl für die sagenhafte Suppe haben wir dicken Tränen zu verdanken. Denen von Lykurgos, dem König der Edonier. Er legte sich mit dem Göttervater Zeus an. Der blendete ihn, und aus den Tränen, die Lykurgos vergoss, wuchs die erste Kohlpflanze.

Botaniker glauben nicht so sehr an die Tränen-Geschichte, sie vermuten die historischen Wurzeln eher im Meer- oder Saatkohl. An den rauen Küsten Nordeuropas wuchs dieses unscheinbare, aber recht schmackhafte Blattgewächs schon vor 4000 Jahren. Aus dem Urahn entwickelten sich bis heute die verschiedensten Kohlarten. Ihr lateinischer Familienname lautet *Brassica oleracea*, sie gehören zur riesigen Familie der Kreuzblütler (*Brassicaceae*).

Die alten Griechen und die Römer waren die ersten Kohlbauern. Jahrhunderte später trug ein Römer den Kohlkopf über die Alpen nach Deutschland, wo er im Mittelalter erstmals erwähnt wurde. Er avancierte vom Armeleuteessen über die gutbürgerliche Küche zum Liebling der Nouvelle Cuisine.

Rund 518 000 Tonnen Weißkohl essen die Deutschen pro Jahr: 518 Millionen Kohlköpfe.

Kulinarisch viel diskutiert …

Seit 4000 Jahren ist Kohl bekannt, und seit 4000 Jahren streiten sich Feinschmecker darüber, ob er wegen seines ruchbaren Odeurs – erst auf, dann unter dem Tisch – auf selbigen gehöre.

Lucius Licinius Lucullus, das Sinnbild des Genießers, meinte: Nein. Dieser für seine Luxusorgien bekannte römische General (117 bis ca. 57 v. Chr.) riet, man solle ihn vom Tisch des ehrenwerten Mannes verbannen.

Einen kleinen Zeitsprung später im Mittelalter war man für Gemüse im Allgemeinen und Kohl im Besonderen auch nicht sonderlich aufgeschlossen. Bei den Medizinern hatte pflanzliche Nahrung keinen guten Ruf. Aus dem einfachen Grund: Sie konnte Kohldampf nicht stillen, galt als wenig nahrhaft. Aber das änderte sich.

... doch man kocht ihn sogar auf dem Mars

Tischfähig machte den Kohl der französische Hofkoch Taillevent im 14. Jahrhundert. Er servierte ihn bei einem Bankett als Hauptgericht.

Nahrhaft, vielseitig, aromareich – und schließlich billig –, mauserte sich Kohl zum Volksnahrungsmittel. Der Bauer, der nur zwei Mahlzeiten am Tag zu sich nahm, kehrte nach Brot mit Zwiebel auf dem Feld abends heim – zur Kohlsuppe. Den Nährwert des vital- und ballaststoffreichen Gemüseeintopfs streckte die Bäuerin, wenn sie konnte, mit Milch.

Globetrotter treffen überall auf der Welt auf Kohlsuppe. Zum Beispiel auf russischen Borschtsch; der große russische Dichter und Schriftsteller Puschkin sagte über sein Volk: »Kohlsuppe und Brei, das sind wir.« Auf der Deutschen Lieblingsinsel steht »Sopes Mallorquines« auf der Speisekarte. In Portugal kredenzt man »Caldo Verde«.

Und für Cineasten wächst Kohl auch auf dem Mars. Jedenfalls drehte man einen Film um die köstliche Kugel: »Louis und seine außerirdischen Kohlköpfe« (»La soupe aux choux«, nach dem Roman von René Fallet). Darin pflanzen die beiden Nachbarn Louis de Funès und Jean Carmet Kohl an. Und daraus kochen sie sich Abend für Abend eine Suppe. Der Kohl ist für sie der Diamant unter den Gemüsen. Die Passion des Lebens: Essen und Nörgeln. Die Folge: Flatulenz (Seite 19). Das alles macht einen Marsbewohner neugierig. Der nimmt die Kohlsuppe im Henkelmann mit und trägt fürchterliche Winde ins All …

DER MEDIZINBALL

Weißkohl schmeckt, obwohl er ein geballtes pharmakologisches Wunder ist. Seine sekundären Pflanzenstoffe schützen vor allem gegen Krebs.

➢ Indole blockieren in unserem Körper Enzyme, die hormonabhängige Tumoren wie Brustkrebs fördern. Auch seine schwefelhaltigen Sulfide und seine Triterpenoide machen Hormone unwirksam, die im Körper Krebs auslösen können. US-Studien haben gezeigt: Wer einmal pro Woche Kohl isst, senkt auch sein Dickdarmkrebsrisiko – um ein Drittel. Kleine Kohl-Fanatiker senken ihr Risiko sogar um das Doppelte.

➢ Kohl schützt das Herz. Seine Sulfide senken den Blutdruck und lösen Blutgerinnsel auf. Herzinfarkt hat keine Chance.

➢ 1 Liter Weißkrautsaft 2 bis 3 Wochen täglich getrunken, lässt so manches Magengeschwür einfach verschwinden.

➢ Leiden Sie unter Gelenkschmerzen, Halsentzündung oder Insektenstichen? Kohl heilt's. Kohlwickel sind ein altbewährtes Hausrezept. Man walkt ein Kohlblatt mit einer Flasche, bis der Saft aus den Zellen tritt. Das Blatt auf das wehe Gelenk oder den Stich legen und mindestens eine Stunde wirken lassen.

Die Kugel ist wirklich ein Tausendsassa

Kohl ist Glücksbringer, Trostpflaster und Anti-Krebs-Medizin. Oder suchen Sie eher einen Fitness-Trainer? Kohl kann viel. Er ist …

Darm-Entertainer: Wer Kohlsuppe löffelt, deckt mühelos seinen Ballaststoffbedarf. Fünf Teller liefern 30 Gramm Faserstoffe täglich. Sie schleppen Gifte aus dem Darm, senken den Cholesterinspiegel, halten die Verdauung in Schwung. Ohne Kalorien.

Dynamit: Kohl liefert Zink. Das Spurenelement braucht der Körper, um Testosteron zu bilden. Das Hormon der Dynamik, der Aktivität, der Energie. Das männliche Hormon macht auch Frauen zu Überfliegern, nur ist der Blutspiegel zehnmal niedriger als beim Mann.

Energiebündel: Blatt für Blatt steckt voller Mangan. Fehlt das Spurenelement, tritt die Schilddrüse in Streik – unsere Energiezentrale kann ihre Aktiv-Hormone nicht bilden. Schilddrüsenhormone kurbeln den Stoffwechsel an und somit die Fettverbrennung.

Entschlackungskünstler: Kohl ist proppenvoll mit Kalium. Das Mineral dirigiert unseren Wasserhaushalt – und zwar in Richtung gesund und schlank. Es sorgt dafür, dass unser Stoffwechsel im Fluss bleibt, Gifte und Schlacken schnell abtransportiert werden und überschüssiges Wasser den Körper verlässt.

Fitness-Trainer: Magnesium ist zuständig für körperliche und geistige Leistungskraft, für funktionierende Nerven und Mus-

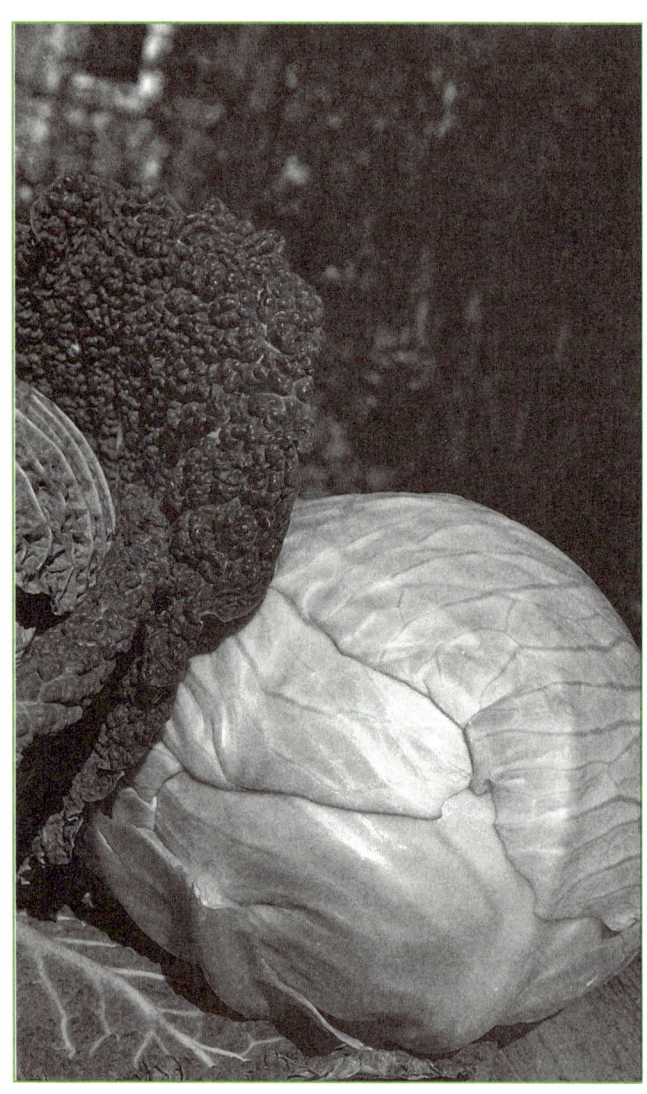

In der Kugel steckt Medizin pur. Kaum zu glauben, dass so viel Gesund-
heit auch noch schmeckt, nur der Fettzelle nicht.

keln. Magnesiummangel macht müde und schlapp. Magnesium zählt zu den effektivsten Schlankmachern, die wir unter den Mineralien kennen. Der Grund: Ohne Sauerstoff verbrennt kein Fett. Und Magnesium organisiert die Versorgung der Zellen mit Sauerstoff. Den nützlichsten Partner Eisen liefert der Kohl gleich mit. Eisen transportiert den Sauerstoff im Blut.

Glücksbringer: Kohl liefert den Eiweißbaustein Tryptophan. Er beruhigt die Nerven und kurbelt die Bildung des Glückshormons Serotonin an. Auch sein Spurenelement Selen lockt Psychohormone – gute Laune vertreibt die Pfunde.

GLYX-Kugel: Kohl lässt den Blutzucker in Ruhe. Seine Zuckermoleküle zählen zu den »guten« Kohlenhydraten. Kohl hat einen niedrigen GLYX (Seite 88), das heißt, seine Kohlenhydrate locken nur wenig Insulin ins Blut. Schlank-Hormone können ackern, und der Heißhunger bleibt aus.

Kaloriengeizhals: Ein Kohlkopf kann zwar laut »Guinness Buch der Rekorde« über 10 Kilo wiegen, bringt aber kaum Kalorien auf die Waage. Der Grund: Er enthält 90 Prozent Wasser, kaum Fett.

Kristallkugel: Studien zeigen: Ohne Kalzium klappt keine Diät. Ein Geheimnis der sagenhaften Kohlsuppe: Sie liefert das Schlank-Mineral satt. Gesunder Bonus: Kalzium stärkt die Knochen.

Light-Gewicht: Kohl enthält so gut wie kein Fett. Die Quäntchen, die er liefert, sind ungesättigte Fettsäuren. Wir brauchen sie wie Vitamine. Sie senken den Cholesterinspiegel, putzen die Arterien frei. Und sie schmelzen Fett weg: Der Körper braucht sie, um Schlank-Hormone zu bilden.

Mental-Trainer: Kohl schenkt Gehirn und Nerven eine gehörige Portion B-Vitamine. Sie managen den Kohlenhydratstoffwechsel. Kontinuierlich strömt Zucker (Glukose) in das Gehirn, hält fit und leistungsfähig. Und sie helfen dabei, Eiweiß in Muskeln und Hormone umzuwandeln.

Powerkugel: Kohl versorgt den Körper mit pflanzlichem Eiweiß – Baustein für Glücks- und Schlank-Hormone und ein wahrer Fatburner. Eiweiß selbst enthält nur 4 kcal pro Gramm. Und um das Eiweiß vom Teller in Muskeln, Botenstoffe, Abwehrzellen & Co. umzuwandeln, muss der Körper noch Energie zuschießen. Dafür bedient er sich aus den Fettdepots. Ein Plus fürs Abnehmprogramm.

Schlank-Pille: Löffel für Löffel füttert man die Abwehrkräfte mit Vitamin C. Das Multitalent unter den Vitaminen schützt nicht nur alle Zellen, sondern mischt in unzähligen Stoffwechselprozessen mit, auch bei denen, die den Waagenzeiger nach unten bewegen. Vitamin C glättet und strafft das Bindegewebe und sorgt so für schlanke Optik.

Zellschutzmittel: Kohl liefert eine ganze Palette wertvoller Antioxidanzien: Beta-Carotin, Senföle, Vitamin C, Selen. Alle schützen unsere 70 Billionen Körperzellen vor dem zerstörerischen Angriff wild gewordenen Sauerstoffs (freie Radikale). Besonders wichtig beim Entschlacken.

Na?
Das sieht doch aus wie der Waschzettel
einer Vitalstoffpille.

DAS LIEFERT EINE PORTION KOHL (200 G)

Weißkohl ist die Schlank-Pille der Natur. Er geizt mit Kalorien, verwöhnt mit bioaktiven Stoffen, die den Stoffwechsel anfeuern:

Kalorien	49
Eiweiß	2,6 g
Fett	0,4 g
Kohlenhydrate	8,4 g
Ballaststoffe	6,0 g
Natrium	26 mg
Kalium	416 mg
Kalzium	98 mg
Phosphor	58 mg
Magnesium	46 mg
Eisen	1 mg
Beta-Carotin	140 µg *
Vitamin C	94 mg
Vitamin K	160 µg
Vitamin B_1	0,1 mg
Vitamin B_2	0,2 mg
Folsäure	160 µg
Vitamin B_6	248 µg
Mangan	200 µg
Selen	5,01 µg
Zink	448 µg

* µg = Mikrogramm, 1 millionstel Gramm

Quelle: GU Nährwerttabelle

1. *Blumenkohl*

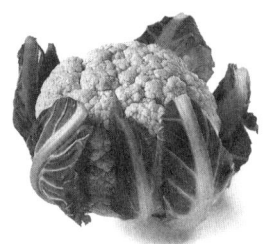

Sie sind zwar traditionell nicht in der Magic Soup – stehen dem weißen Bruder aber, was Gesundheit und Aromen betrifft, in nichts nach.

1. Blumenkohl

Der Eleganteste in der Kohlfamilie. Bleich von Antlitz und etepetete, was seinen Anbau betrifft: Er wächst nicht überall. Franzosen und Inder verstehen sich auf Anbau und Zubereitung besonders gut. In anderen Kohl liebenden Ländern wird er gerne mit schweren Mehlsaucen misshandelt. Oder so lange gekocht, bis er puddingweich ist.

Blumenkohl liebt Küstenklima: Da weht ihm eine kräftige Brise den Tau von der morgendlichen Kohlnase. Das verhindert, dass sich Stockflecken bilden. Blumenkohl gibt es auch farbig: in Italien violett, in den USA mit gelben Blüten. Und auch der türmchenartige grüne Romanesco ist ein Abkömmling des Blumenkohls. Alle sind ganzjährig erhältlich. Die Röschen brauchen zum Garen etwa 3 Minuten, der Strunk etwas länger. Wegen seiner feinen Zellstruktur liegt er nicht lange im Magen.

Großfamilie

2. Brokkoli

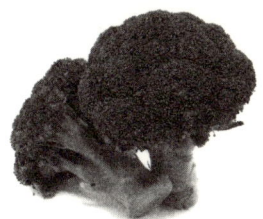

2. Brokkoli

Ohne Zweifel der Star in der Kohlküche, er verdrängt andere Brüder gerne vom Speiseplan. Italien ist Haupterzeugerland. Von dort trat der Brokkoli auch seinen Siegeszug durch die Küchen der Welt an. Botanisch gesehen ist er dem Blumenkohl ähnlich. Wir essen nicht die Blätter, sondern die Blütenknospen des mediterranen Gesellen. Weit überlegen ist er seinem bleichen Bruder, was den Nährstoffgehalt betrifft. Brokkoli liefert wertvolles pflanzliches Eiweiß, Eisen – und die Vitamine A und C in Überfliegermengen. Dazu besticht er mit seinem delikaten Geschmack, weswegen man ihn gerne mit Grünspargel vergleicht. Er macht nur ein Problem: Die Röschen sind schon nach 2 bis 3 Minuten gar, die Stiele nehmen sich doppelt so lang Zeit. Die Lösung: Stiele vorher ins Kochwasser geben.

3. *Chinakohl*

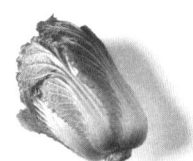

4. *Grünkoh*

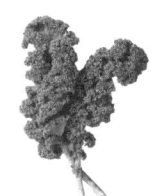

3. Chinakohl

Der asiatische Urahn in der Kohldynastie wird im Reich der Mitte schon seit dem 5. Jahrhundert kultiviert. Er ziert als »Zahn vom weißen Drachen« viele chinesische Speisekarten. Hierzulande lieben ihn vor allem Kohlverächter, denn ihm fehlen der typische Geschmack und die blähenden Eigenschaften seiner Kollegen. Er besitzt keinen harten Strunk, sondern vereint seine länglichen Blätter wie ein Salatkopf. Fans hat er auch hierzulande viele: Erstens liegt er das ganze Jahr über in der Gemüsesteige, zweitens drückt er nicht auf den Magen, drittens stellt er wenig Ansprüche in der Küche: einfach als Salat zubereiten oder 2 Minuten schmoren.

4. Grünkohl

Er stammt aus dem östlichen Mittelmeerraum. Trotzdem avancierte der dunkelgrüne Kohlbruder vor allem in nördlichen Gefilden zum Star. Grünkohlblätter sind kraus und länglich – und eine ernährungsphysiologische Schatztruhe für den Winter. Sie liefern wertvolles Eiweiß, Kalzium und Eisen in großen Men-

Großfamilie

5. Kohlrabi

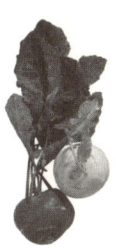

gen sowie die Vitamine Beta-Carotin und C. Grünkohl verliert durch langes Kochen Vitamin C, verfärbt sich braun und wird unansehnlich. Dazu serviert man dann gerne fettes Fleisch und Wurst. Im Oldenburger und Bremer Raum beliebt: »Grünkohl mit Pinkel«. Wem das zu deftig ist, kann Grünkohl 4 Minuten dünsten oder kurz schmoren. Dann bleiben wertvolle Vitalstoffe und der kräftige Eigengeschmack erhalten.

5. Kohlrabi

Seine Herkunft liegt im Dunkeln. Jedenfalls wächst dieser Kohlvertreter gerne in unseren Breiten. Wir essen seinen oberirdisch verdickten Spross und nicht wie bei anderen Kohlsorten die Blätter oder Blüten. Er wird fast ausschließlich in den deutschsprachigen Ländern konsumiert – sein Name wurde sogar in andere Sprachen übernommen. Kohlrabi besticht durch einen mildwürzigen, nussartigen Geschmack. Kaufen Sie Kohlrabi, wenn die Knolle noch nicht ihre volle Größe erreicht hat, dann ist er nicht holzig. Schälen und roh genießen oder in Scheiben geschnitten in 5 Minuten bissfest garen.

KOHL'S

6. Rosenkohl

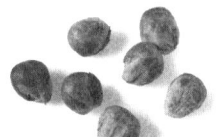

7. Rotkohl

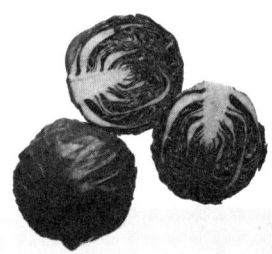

6. Rosenkohl

Der Jüngste unter den Kohlgeschwistern entwickelte sich vor etwa 150 Jahren auf belgischen Feldern. Daher sein Spitzname: Brüsseler Kohl. Die kleinen Kohlröschen wachsen an bis zu einem Meter langen, holzigen Stielen und werden sehr jung geschnitten. Die Knospen leuchten im Herbst und Winter in den Gemüsesteigen. Achten Sie auf lindgrüne Exemplare. Gelbe Röschen lagern schon zu lang. Sie bringen dann weniger wertvolle Inhaltsstoffe auf die Waage und schmecken fade. Zum Zubereiten die Stiele kreuzweise einschneiden, damit die Röschen gleichmäßig garen. Nach 15 bis 18 Minuten in sprudelndem Wasser haben sie noch Biss.

7. Rotkohl

Rotkohl oder Blaukraut – das ist hier die Frage. Es handelt sich dabei zweifelsfrei um die gleiche Kohlsorte. Nämlich um Rot-

Großfamilie

8. Wirsing

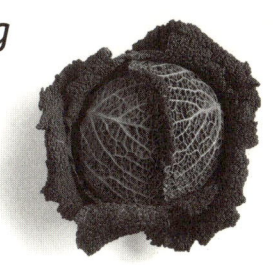

kohl, der sich vom Weißkohl nur durch den Gehalt an den violetten Anthozyanen unterscheidet – die wie Vitamin C freie Radikale entschärfen, vor Krebs und vorzeitigem Altern schützen. Beim Kochen bleibt der Kohl weitgehend blau, nur in saurem Milieu, etwa mit einem Schuss Essig, schlägt die Farbe um und wird rot. In 2 bis 3 Minuten ist er gar.

8. Wirsing

Der krause Kohlkopf ist neben Weiß- und Rotkohl die dritte wichtige Kohlart. In der Zubereitung unterscheidet er sich kaum vom Weißkohl. Lediglich der Geschmack ist weniger kräftig, aber würzig. Die dunkelgrünen Außenblätter haben so viel zu bieten wie der Grünkohl, sind kleine ernährungsphysiologische Schatztruhen. Garzeit: 2 bis 3 Minuten.

Kohl ganz praktisch

Die gute Nachricht: Kohl gibt es das ganze Jahr über zu kaufen, Kohl-Lust hat immer Saison. Sie können von Januar bis Dezember Kohlsuppe löffeln. Die schlechte Nachricht: Oft wird einem eine alte Kugel angedreht.

Wann hat wer Saison?

Adventskohl finden Sie von April bis Juni in den Läden, frühen Weißkohl von Juni bis September, Herbstweißkohl von September bis Dezember. Dauerweißkohl wird im November geerntet und hält sich dann in Mieten, Scheunen oder Kühlräumen bis in den Juni hinein.

Spitzkohl ist eine Weißkohlsorte mit spitz zulaufender Form, die im Frühjahr aus französischem Anbau auf unsere Märkte anreist. Er ist zarter, hat ein besonders mildes Aroma – schmeckt gar nicht kohlig – und soll leichter verdaulich sein.

Im April und im Juni herrscht eine kleine Kohlflaute, dafür bieten deutsche Bauern in den restlichen Monaten reichlich Kohl an.

Lassen Sie sich keine alte Kugel andrehen

Die Kohlqualität lässt oft zu wünschen übrig. Wohl wegen seines rustikalen Images behandelt man Kohl bei Ernte und Lagerung nicht gerade mit Glacéhandschuhen. Starköchen kommen nur frisch geschnittene Köpfe vom Feld oder Hausgarten in den Topf. Wegen des besseren Aromas. Das lohnt sich wirklich mal auszuprobieren: Anbautipps finden Sie auf Seite 82.

Übrigens: Der im Herbst geerntete, frische Kohl hat das bestechendste Aroma.

Achten Sie beim Kauf auf eine glänzendfrische Oberfläche. Ein helles, elegantes Lindgrün signalisiert: »Ich bin jung.« Und packen Sie den Kohl ruhig an. Frisch ist er nur mit knackigen Blättern – gummiartige Struktur zeigt: ein Methusalem. Auch die Nase sollte mit einkaufen gehen: Lange gelagerter Kohl riecht, milde gesagt, streng. Und der Geschmack? Um es mit den Worten von Starkoch Christian Lohse zu sagen: »Alter überlagerter oder zu Tode gekühlter Kohl schmeckt wie eine alte Männersocke. Morgens geschnitten, sofort verarbeitet hat er einen knackigen, fruchtigen, würzigen, pfeffrigen Ton.«

Seien Sie in der Küche lieb zu ihm

1. Zuerst unschöne oder zerrissene Außenblätter entfernen. Jedoch nicht zu großzügig, da äußere Blätter mehr wertvolle Nährstoffe horten als innere.

2. Dann halbieren, vierteln, den Strunk herausschneiden und die Blätter grob zerkleinern.

3. Nun den Kohl kurz, aber kräftig in einem Sieb abbrausen.

Vor allem, wenn er nicht vom Bio-Bauern stammt, ist er häufig mit reichlich Pestiziden immunisiert. Gründliches Waschen vertreibt auch die auf dem Teller unerwünschten Gäste wie Laus & Co. Bis dahin aber ist es schön, dass sie da sind, sie zeigen: Der Kohl ist frisch und unbehandelt.

Wer ganz sichergehen will, dass sich nichts mehr auf den grünen Blättern tummelt, taucht den Kohl 3 Minuten in ein kaltes Salzwasserbad.

So hält er eine Weile durch

Wenn Sie keinen ganzen Kopf brauchen, dann die Schnittfläche mit einem feuchten Geschirrtuch abdecken und einige

Zeit – bis zur nächsten Kohlsuppen-Kochaktion – ins Gemüse-fach in den Kühlschrank legen.

Das macht den Kohl nicht fett

Früher wurde dem Kohl arg zugesetzt – viel Fett machte ihn zum Wackerstein im Magen. Wahre Aromen entfaltet er, wenn man ihn »light« behandelt: blanchiert oder dünstet – sodass er noch Biss hat. Und das macht den Kohl nicht fett: ein bisschen Olivenöl.

Blitzschnell gar

Kaum einer weiß, dass Kohl mit dem Kochen wächst – zu-mindest was seine Gesundheit betrifft: Vitamin C liegt in den Blättern auch in verschlüsselter Form (Ascorbinogen) vor. Ko-chen zerstört das Zellschutz-Vitamin nicht, sondern weckt es aus seinem Kohlröschenschlaf. Das ist kein Freibrief für Ge-müse-Totkocher. Weißkohl gart in 2 Minuten, Spitzkohl sogar noch schneller. Mehr als 20 Minuten in sprudelndem Wasser überlebt auch die Vitamin-Vorstufe nicht. Das Gleiche gilt für das Aufwärmen: Nur kurz, das schont Vitamine. Sie wissen ja, der Volksmund sagt: Aufgewärmter Kohl? Eine längst erledigte Angelegenheit.

TIPP:

GERUCHSPROPHYLAXE

Wenn Sie die typischen Kohlgerüche stören, dann geben Sie einfach einen Schuss Essig ins Wasser. Er neutralisiert die zu kräftigen Duftmoleküle. Die hat der Kohl übrigens seinem reichen Gehalt an Schwefel zu verdanken.

Kohl, der Globetrotter

Kohl ist ein internationaler Geselle, er taucht überall auf – in den Töpfen der Mallorquiner, der Portugiesen, der Russen, in der kreolischen Küche Louisianas und in der Karibik. Hier fünfmal Köstliches aus der Welt des kugelrunden Globetrotters. Nur: Diese Rezepte sollten Sie erst nach Ihrer Diät genießen.

Russland
Borschtsch

Zutaten für 6 Personen

2 l Entenbrühe (ersatzweise Rinderbrühe)
500 g Rote Bete
1 EL Zitronensaft, Rotweinessig oder
    Aceto balsamico
100 g Zwiebeln
1 Möhre
1 Stange Staudensellerie
200 g Weißkohl
2 große Knoblauchzehen
2 EL Öl
Salz, Pfeffer
Cayennepfeffer
2 Bund Dill
350 g saure Sahne

Und so geht's

1. Die würzig gekochte Brühe sorgfältig entfetten.
2. Die Roten Bete schälen, zwei Drittel davon in den elektrischen Entsafter geben und entsaften. Den Saft mit Zitronensaft

oder Essig vermischen und beiseite stellen. Die übrigen Roten Bete in streichholzfeine Stäbchen schneiden oder auf der Gemüsereibe hobeln.

3. Die Zwiebeln schälen, halbieren und in feine Halbringe schneiden. Möhre, Sellerie und Weißkohl waschen, schälen, putzen und in feine Streifen schneiden. Knoblauch schälen und klein hacken.

4. In einem Topf das Öl erhitzen und das Gemüse darin bei mittlerer Hitze in 5 Minuten weich dünsten, eventuell löffelweise etwas Brühe zugeben. Nicht zu sparsam salzen, mutig pfeffern und mit etwas Cayennepfeffer schärfen.

5. Wenn das Gemüse fast weich ist, mit der Brühe auffüllen, aufkochen und noch ein paar Minuten kochen lassen. Dann vom Herd nehmen und den rohen Rote-Bete-Saft angießen – jetzt auf keinen Fall mehr kochen und die Suppe auch nicht warten lassen.

6. Dill abbrausen, abzupfen und hacken und mit der sauren Sahne getrennt zu der Suppe reichen.

Wer mag, kann vor dem Servieren auch frisch gebratene Entenbrust in die Suppe geben.

Balearen

Sopes Mallorquines
MALLORQUINISCHE KOHLSUPPE

Zutaten für 4 Personen
1 mittlerer Kopf Weißkohl oder
Wirsing
½ Blumenkohl
2 junge Artischocken
250 g grüner Spargel

250 g grüne Bohnen

2 Tomaten

1 Gemüsezwiebel

2 Knoblauchzehen

125 ml Olivenöl

Salz, Pfeffer

½ TL rosenscharfes Paprikapulver

½ TL edelsüßes Paprikapulver

2 EL gehackte Petersilie

250 g trockenes weißes Holzofenbrot
   vom Vortag, in dünnen Scheiben

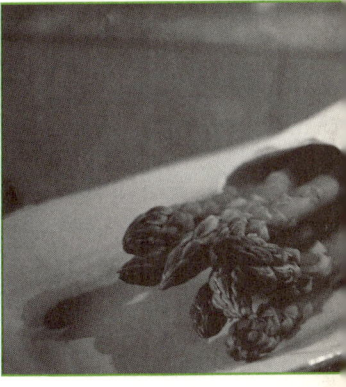

Und so geht's

1. Das Gemüse waschen und putzen oder schälen. Den Weißkohl oder Wirsing in breite Streifen schneiden, den Blumenkohl in Röschen teilen und die Artischocken längs vierteln. Den Spargel und die Bohnen in mundgerechte Stücke schneiden. Die Tomaten überbrühen, abschrecken, enthäuten und würfeln. Die Zwiebel und den Knoblauch schälen und fein hacken.

2. In einem Topf das Olivenöl erhitzen, Zwiebel und Knoblauch darin glasig dünsten. Das Gemüse zufügen, bei mittlerer Hitze 2–3 Minuten andünsten, 1 l Wasser angießen. Mit Salz, Pfeffer, Paprikapulver und Petersilie würzen. Zum Kochen bringen und zugedeckt bei mittlerer Hitze 20 Minuten garen.

3. Den Backofen auf 180° (Umluft 160°) vorheizen. Eine Tonkasserolle mit den Brotscheiben auslegen. Das Gemüse mit dem Schaumlöffel darauf verteilen, die Brühe darüber gießen. 5 Minuten im heißen Backofen (Mitte) durchziehen lassen, damit das Brot die Flüssigkeit aufsaugen kann. In der Form servieren.

Caldo Verde
GRÜNE SUPPE

Zutaten für 4 Personen

1 kg festkochende Kartoffeln
2 Knoblauchzehen
1 ½ l Hühnerbrühe
½ Wirsing (ca. 500 g)
Salz, Pfeffer
4–6 EL Olivenöl
3 Zweige Koriandergrün

Und so geht's

1. Die Kartoffeln schälen und in Stücke schneiden. Die Knoblauchzehen schälen und hacken. Beides mit der Brühe in einem großen Topf zum Kochen bringen und 15–20 Minuten bei mittlerer Hitze garen, bis die Kartoffeln weich sind.

2. Inzwischen den Wirsing waschen, vierteln und den Strunk herausschneiden. Die Viertel quer in sehr feine Streifen schneiden.

TIPP

KOHLWAHL

Die Portugiesen haben für ihre grüne Suppe einen eigenen Kohl, den es hier aber leider nicht zu kaufen gibt. Doch Wirsing schmeckt ähnlich. Und Sie können die Caldo Verde genauso gut mit Grünkohl zubereiten.

3. Kartoffeln und Knoblauch im Topf zerstampfen oder kurz pürieren. Die Wirsingstreifen dazugeben, erneut aufkochen und 5 Minuten kochen lassen. Nach Geschmack mit Salz und Pfeffer abschmecken.

4. Die Suppe vom Herd nehmen, das Olivenöl unterrühren. Den Koriander abbrausen, trocken schütteln, die Blätter abzupfen, hacken und obendrauf streuen.

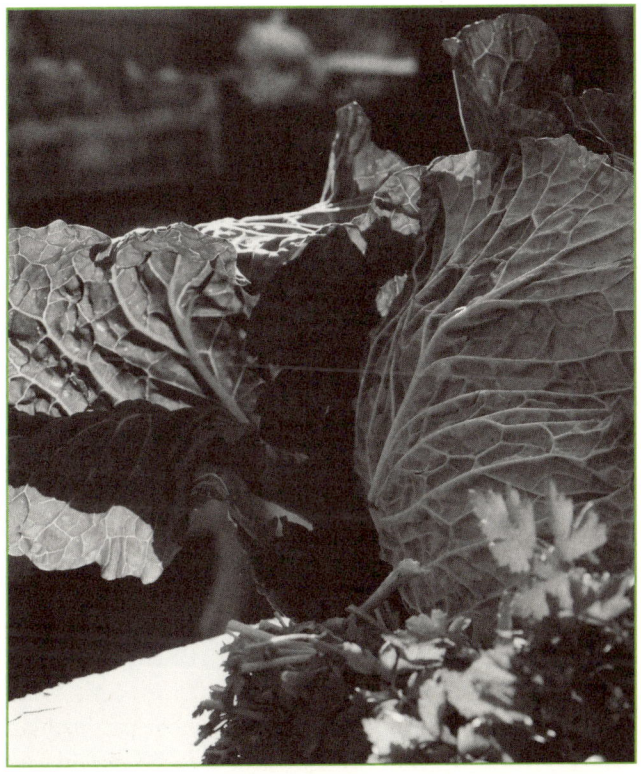

Das Geheimnis einer guten Caldo Verde: die grünen Blätter des Kohls ganz fein schneiden.

Soulfood-Topf

MIT KOHL

Zutaten für 4 Personen

1 Brathähnchen (ca. 1 kg)

2 EL Limettensaft

1 EL Weißweinessig

1 EL Worcestershiresauce

¼ TL getrockneter Thymian

Salz, Pfeffer

1 Knoblauchzehe

1 Frühlingszwiebel

2 EL Öl

2 EL Tomatenketchup

¼ l Hühnerbrühe

300 g Weißkohl

2 Eiertomaten

1 Stange Staudensellerie

Und so geht's

1. Das Hähnchen in Portionsstücke teilen, die Stücke waschen und gut trocken tupfen. Für die Marinade in einer großen Schüssel den Limettensaft, Essig, Worcestershiresauce, Thymian, Salz und Pfeffer verrühren. Die Knoblauchzehe schälen und fein würfeln. Die Frühlingszwiebel waschen, putzen und in feine Ringe schneiden. Beides untermischen, die Hähnchenteile darin wenden und zugedeckt über Nacht in den Kühlschrank stellen.

2. Am nächsten Tag das Öl in einem großen Schmortopf gut heiß werden lassen. Die Geflügelteile aus der Marinade nehmen, trockentupfen, im heißen Öl rundherum in ca. 10 Minuten braun anbraten. Dann herausnehmen.

3. Die Marinade, das Tomatenketchup und die Brühe in dem Topf verrühren. Die Hähnchenteile in die Sauce legen, alles zum Kochen bringen und zugedeckt bei schwacher Hitze unter gelegentlichem Rühren 30 Minuten kochen.

4. Inzwischen den Kohl waschen, putzen und in sehr feine Streifen schneiden. Die Tomaten waschen, vom Blütenansatz befreien und achteln. Den Sellerie waschen, putzen und in feine Scheibchen schneiden.

5. Den Kohl, die Tomaten und den Sellerie zum Fleisch in den Topf geben und alles noch 15–20 Minuten schmoren lassen. Nach Belieben mit Limettenscheiben garnieren und mit gehacktem Selleriegrün bestreuen.

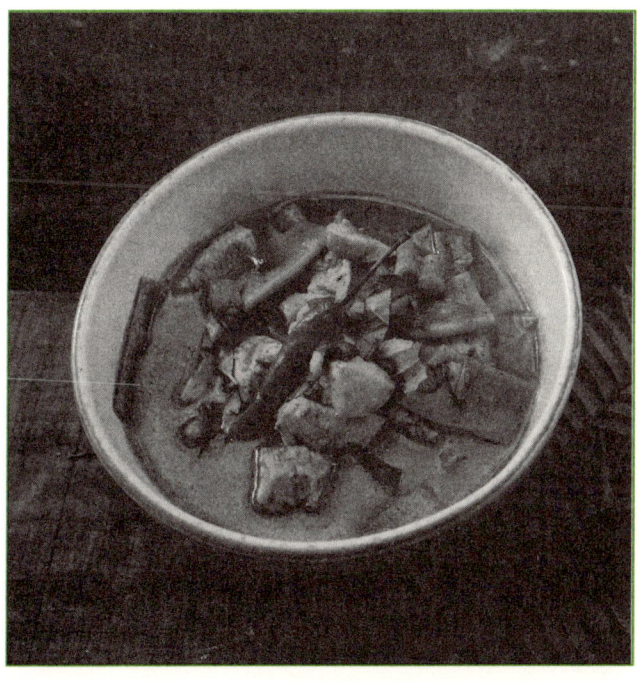

Lust auf Kohl
im Kübel?

Nichts schmeckt besser, nichts macht so viel Freude auf dem Teller wie Selbstgezogenes aus dem eigenen Garten – oder vom Balkon. Warum trauen Sie sich nicht an Kohl? Mit der genauen Anleitung von Gartenarchitektin Karin Walz kann nichts schiefgehen.

Ein Kind der Sonne

Weißkohl braucht viel Sonne und Wärme. Am liebsten ist ihm im Garten und auf der Terrasse ein sonniger bis halbschattiger Platz. Um seinen großen Hunger nach Nährstoffen und Wasser zu stillen, pflanzt man ihn in tiefgründigen, schweren, gut wasserhaltenden, lehmig-humosen und kalkhaltigen Boden, der reich an Nährstoffen ist. Das geht auch im Pflanztrog. Die Erde besorgt man sich beim Gärtner. Nur keinen Sack »Fertigprodukt« kaufen. Fertigerde hat zu wenig Lehmanteil und bringt höchstens die Geranie zum Blühen.

> **TIPP**
>
> **KOHL IM TOPF**
>
> Nicht jeder Kohlkopf passt in einen Topf. Aber den spitzkegeligen Sorten des Frühweißkohls reicht tatsächlich ein 40 cm tiefer Pflanztrog. Im großen Garten haben Früh- und Spätweißkohl Platz, im kleinen Garten nur Frühweißkohl.

Wer auf einen Eintrag im »Guiness Buch der Rekorde« spechtet oder mit einem einzigen Kohl die Wochenration für die Kohlsuppen-Diät züchten will, hat nur in einer regenreichen Gegend mit hoher Luftfeuchtigkeit eine Chance – dann werden die Köpfe besonders groß. Und das auch nur, wenn der Pflanzplatz nicht im Regenschatten liegt.

Vom Quickie zum Spätzünder

Es gibt zwei Sorten, den Früh- und den Spätweißkohl. Frühweißkohl sollte sofort auf den Teller. Spätweißkohl lagert zur Gourmetfreude auch über Wochen im Keller.

Für die Schublade Fachwissen: Auf leichten und mittelschweren Böden gedeihen Frühsorten, auf mittleren und schweren Böden die Spätsorten. Fragen Sie mal den Gärtner ums Eck, wie die Erde in Ihrem Garten ist.

Frühweißkohl ist ein Quickie. 60 bis 70 Tage nach der Saat kann man ihn ernten. Spätweißkohl braucht lange, bis er kommt: 140 bis 150 Tage belegt er das Gemüsebeet. Frühweißkohl können Sie Ende Mai bis August ernten, Spätweißkohl ab Ende September.

So wird's was mit dem Kohl

➤ Das Kohlbeet erhält im Herbst eine Vorratsdüngung, bestehend aus Kompost und organischem Dünger.

➤ Säen Sie Frühweißkohl im Februar bis März in eine Saatkiste. Stellen Sie diese auf ein Fensterbrett im warmen Zimmer oder in ein Kleingewächshaus. Sobald die Sämlinge gekeimt und kräftiger geworden sind, werden sie in Töpfe mit 6 cm Durchmesser pikiert. 40 bis 50 Tage nach der Aussaat – also ab Ende März – können Sie die Sämlinge in ein Beet oder einen

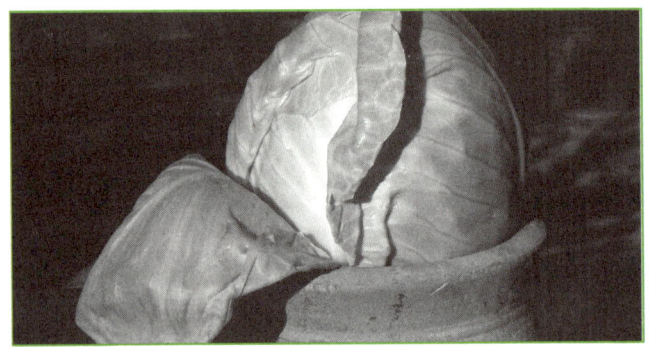

Trog pflanzen. Pflanzabstand 40 x 40 cm. Wichtig: Eine Abdeckung mit Folie oder Vlies schützt vor kühlen Temperaturen – und Sie können den Kohl früher ernten.

Spätweißkohl können Sie im März oder April ins Frühbeet säen. Oder ab Mai in ein Saatbeet im Freien. Sobald die Jungpflanzen zu einer stattlichen Höhe von 10 bis 15 cm herangewachsen sind, also etwa im Juni/Juli, pflanzt man sie ins Beet, Abstand 50 x 50 cm. Bei geringeren Pflanzabständen wachsen bis zur Ernte nur kleine Köpfe heran.

➤ Die selbst gezogenen (oder auf dem Markt oder beim Gärtner gekauften) Jungpflanzen in tief gelockerten Boden setzen, Kohlwurzeln können die Erde bis zu 150 cm tief durchwurzeln. In das Pflanzloch etwas Algenkalk streuen, dieser beugt der Krankheit namens Kohlhernie vor. Setzen Sie die Pflanzen etwas tiefer in die Erde ein, als sie vorher in den Töpfen standen. Dann bilden sie mehr Seitenwurzeln, und diese sorgen für zusätzliche Nahrung.

➤ Die anfangs großen Lücken können mit Erbsen, Sellerie, Salat, Spinat und Tomaten gefüllt werden. Niemals Kreuzblütler wie Rettich, Radieschen, Kohlrabi, Kopf-, Rosen-, Blumenkohl, Brokkoli dazwischensetzen, sie sind schlechte Nachbarn.

Geben Sie den Pflänzchen Futter

➤ Die wichtigste Pflegemaßnahme ist das Gießen.

➤ Den Boden regelmäßig durch Hacken lockern – dann wächst der Kohl besser. Sobald sich die Kohlköpfe gebildet haben, werden die Pflanzen morgens bei feuchter Witterung einmal gut mit Erde angehäufelt, sodass der Wurzelhals Schatten hat.

Um die Bodenfeuchtigkeit zu erhalten, sollten Sie die Beetoberfläche mit Grasschnitt abdecken. Dies ist besonders bei leichten sandigen Böden wichtig.

➤ Düngen Sie. Weißkohl ist ein Starkzehrer, er entzieht der Erde sehr viele Nährstoffe. Deshalb braucht er beim Heranwachsen 2- bis 3-mal Flüssigdünger: erstmals 4 Wochen nach der Pflanzung und auf jeden Fall zu Beginn der Kopfbildung.

➤ Zur Vermeidung der Kohlhernie Weißkohl nie anbauen nach Rettich, Radieschen, Kohlrabi, Kopf-, Rosen-, Blumenkohl, Brokkoli und den Gründüngungspflanzen Gelbsenf und Ölrettich, alles Kreuzblütlern.

Nun können Sie endlich ernten

➤ Sobald die Köpfe dicht geschlossen sind und sich die Hüllblätter etwas von den Deckblättern des Kopfes abheben: ernten.

➤ Frühe Kohlsorten lassen sich nicht lagern und sollten bald in den Suppentopf.

So ernten Experten sofort für die Küche: Man schneidet den Kopf mit einem scharfen Messer vom Strunk und entfernt die äußeren Hüllblätter. Vorsicht: Weißkohl ist sehr druckempfindlich.

➤ Späte Sorten kann man ab Ende Oktober ernten. Auf den Beeten dürfen sie bleiben, bis der Wetterfrosch Frost meldet. Kohl überwintert gerne im feuchten, luftigen Keller, kühl gelagert. Professionell werden die Kohlköpfe kopfüber in feuchten Sand eingegraben – der Strunk guckt raus.

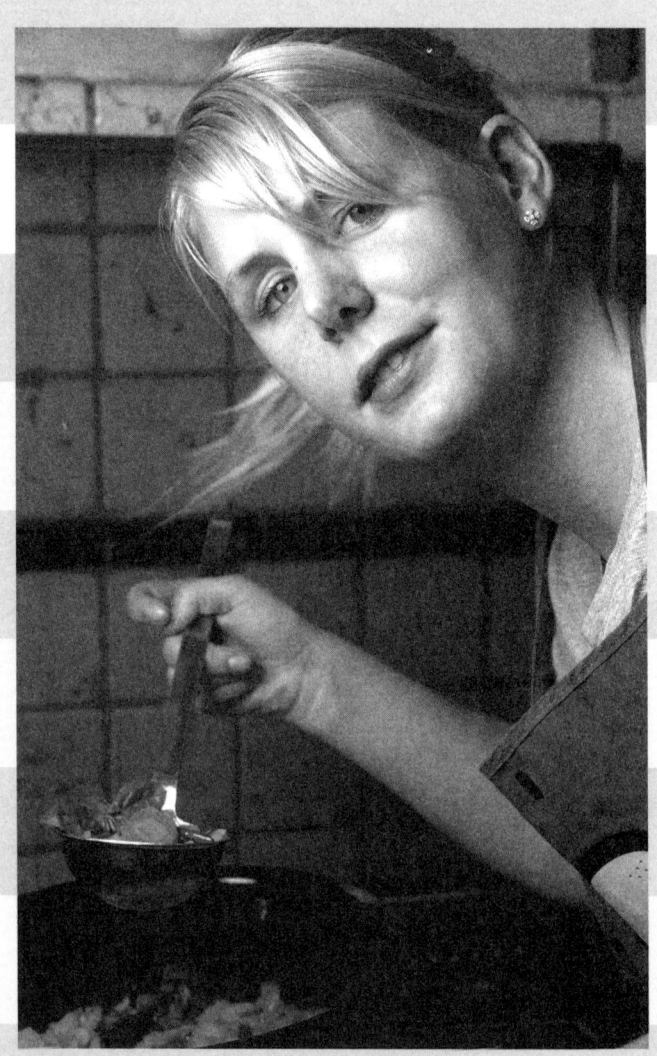

Start in die
magische Woche

Sie wollen loslegen? Dann picken Sie sich ein Rezept für die ersten beiden Tage heraus, schreiben einen Einkaufszettel, holen die Zutaten, schwingen selbst den Zauberlöffel und kochen einen großen Topf voll magischer Suppe. Aber lesen Sie vorher die folgenden Seiten, damit Ihnen kein Zauberspruch entgeht.

GLYX niedrig

Diese Formel ist einfach – und unglaublich wirkungsvoll. Es gibt Lebensmittel mit hohem GLYX. Das ist übrigens die Abkürzung für *Glykämischer Index,* wie der DAX (Deutscher Aktienindex) so etwas wie der Indikator für eine gute Figur. Er fiel mir am Küchentisch zusammen mit meinem Mann ein, seither habe ich ihn in all meinen Büchern verwendet, ehe er in den Volksmund rutschte – und aktuell vom Duden aufgenommen wird. Auch eine Art, neue Worte zu erfinden … Zu Lebensmitteln mit hohem GLYX zählen Kartoffeln, Zucker, Weißmehl und alle Produkte, in denen diese beiden Stoffe stecken. Lebensmittel mit niedrigem GLYX sind Vollkornprodukte, die meisten Gemüse und Obstsorten und Milchprodukte (siehe Tabelle Seite 90). Essen Sie nun Lebensmittel mit hohem GLYX, lockt das ein Heer von Insulinhormonen ins Blut, die flugs Zucker in die Zellen schaufeln. Der Blutzucker sinkt.

Kaum zu glauben, aber wahr: Weißbrot mästet den Menschen schlimmer als Zucker, denn es hat einen höheren GLYX.

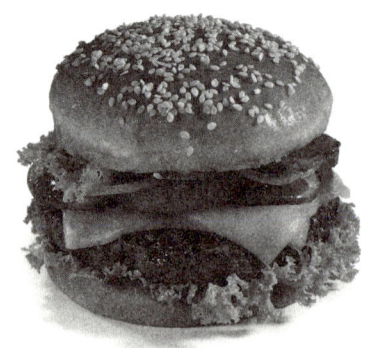

Man wird nervös, unkonzentriert – das Gehirn fordert vehement Zuckernachschub.

Im Banne des Zuckers

Sie können gar nicht anders. Das Gehirn zwingt Sie regelrecht, wieder etwas zu essen. Eine Wurstsemmel, einen Schokoriegel … Und prompt erschrickt Ihre Bauchspeicheldrüse und schickt wieder Insulin ins Blut. Das geht den ganzen Tag so. Und solange Insulin im Blut regiert, haben Schlank-Hormone wie das Glukagon keine Chance. Glukagon zieht nur dann Fett zur Verbrennung von Hüfte und Po ab, wenn der Insulinspiegel niedrig ist.

➢ Die Kohlsuppen-Diät holt Sie aus dem Teufelskreis »Zucker/ Weißmehl – Insulin – niedriger Blutzucker – Heißhunger« heraus. Sie hält den ganzen Tag über den Insulinspiegel niedrig. Glukagon hat also eine Chance, und die Pfunde purzeln.

Dauerhaft schlank mit dem GLYX

Dies ist die wichtigste Zauberformel, die Sie auch in Ihr künftiges schlankes Leben nehmen sollten. Denn der GLYX bestimmt Ihr Schicksal: dick oder dünn.

Merken Sie sich einfach: Hoher GLYX lockt das Dick-Hormon Insulin, und das Schlank-Hormon Glukagon kann nicht arbeiten.

Was Sie ernten

Wenn Sie auch künftig hauptsächlich Lebensmittel mit GLYX unter 55 wählen, bleiben Sie schlank. Sie finden sie in der Tabelle, Seite 90. Und Sie gewinnen viel. Studien zeigen:
➢ Sie locken nicht das Dick-Hormon Insulin
➢ Der Glukagonspiegel im Blut ist erhöht

LEBENSMITTEL MIT HOHEM GLYX

Brot: sehr weißes Brot (Hamburger) 95, Brezel 85, Bagel 72, Weißbrot (Baguette) 70, Croissant 70

Getränke: Bier (Maltose) 110, Sportlergetränk 78, Cola-Getränke, Limonade 70

Obst, Gemüse, Hülsenfrüchte: getrocknete Datteln 103, gekochte Saubohnen 80, Kürbis 75, Wassermelone 75

Süßes: Traubenzucker 100, Fruchtgummi 80, Zucker (Saccharose) 70, Jolly Beans 78, Schoko-Karamell-Riegel 70, Kekse 70

Getreide: Schnellkochreis (Instant) 85, Puffreis 85, Cornflakes 85, weißer Reis (Rundkorn) 72, Müsli mit Zuckerzusatz 70, Mais-Chips 75

Beilagen: Backkartoffeln 80, Bratkartoffeln 95, Pommes frites 75, Kartoffelpüree 70, Hirse 71

LEBENSMITTEL MIT MITTLEREM GLYX

Brot: Weizenbrot (Vollkornmehl) 69, Mischbrot 65

Obst, Gemüse, Hülsenfrüchte: Rosinen 65, Rote Bete 65, gekochte Karotten 61, Ananas 60, reife Bananen, Honigmelone 60, Aprikose 57, Mais 55, Kiwi, Mango, Papaya 55

Süßes: Konfitüre 65, Honig 59, Akazienhonig 32

Getreide: Couscous 65, Langkornreis 60, weißer Grieß 55, brauner Reis 55

Beilagen: Pellkartoffeln 62, weiße Spaghetti,
weich gekocht 61

LEBENSMITTEL MIT NIEDRIGEM GLYX

Brot: Pumpernickel 51,
Vollkornschrot- oder Kleiebrot 50,
Roggenbrot Sauerteig 48

Getränke: Orangensaft 46, Apfelsaft 40,
frischer Fruchtsaft ohne Zucker 45, Soja-Drink natur 31,
Apfelschorle 20, Gemüsesäfte (außer Karotte,
Rote Bete) 15

Obst, Gemüse, Hülsenfrüchte: Erbsen aus der Dose 50,
Süßkartoffel 61, Trauben 45, Pfirsich 42, Apfel 38,
Pflaume 39, Birne 38, rote Bohnen 40,
getrocknete Aprikosen 31,
andere frische Früchte 10–40, rohe Karotten 16,
Trockenbohnen 30, braune/grüne Linsen 30,
Kichererbsen 40, grüne Bohnen 40, Grapefruit 25,
Sauerkirschen 22, rote Linsen 26, Soja, Erdnüsse 15,
frische Aprikosen 57, Pilze 15, die meisten Gemüse ‹ 15

Süßes: Bitterschokolade (mehr als 70 % Kakaoanteil) 22,
Fruktose 20

Getreide: Ballaststoff-Flakes (All bran) 51,
Haferflocken 40, Vollkornteigwaren (al dente) 35,
Vollkornmüsli ohne Zucker 40, Wildreis 40, Quinoa 35,
Gerste 32

Sonstiges: Milchprodukte 30, Fruchteis ohne Zucker 35

- Der Heißhunger bleibt aus
- Man ist länger satt
- Man isst nicht so viel
- Mehr Fett wird verbrannt
- Und auch das Herz profitiert. Denn hoher GLYX steigert das Risiko für Herz-Kreislauf-Erkrankungen

Vorsicht vor der Kombination Fett mit GLYX hoch

Lebensmittel mit GLYX über 55 müssen Sie nicht weglassen, das wäre schade, immerhin sind so köstliche, gesunde Lebensmittel wie Melone oder gekochte Möhren darunter. Essen Sie diese seltener, am besten erst nachmittags. Studien zeigen: Die nächste Mahlzeit nach einem Essen mit hohem GLYX ist kalorienreicher. Der Körper fordert mehr Energie. Und: Kombinieren Sie Lebensmittel mit GLYX über 55 nicht mit Fett. Denn dann schlägt sich das Fett erst recht auf den Hüften nieder.

Fertigprodukte enthalten meist die Kombination Fett und Zucker. Setzen Sie diese nur selten auf den schlanken Speiseplan.

Wenn Sie Lebensmittel mit hohem GLYX essen, dann kombinieren Sie diese am besten mit einem Lebensmittel mit niedrigem GLYX. Zum Beispiel Brot mit Tomaten und Salatblättern. Das Stück Schokolade mit einem Apfel.

Vollkornbrot hat vor allem einen niedrigen GLYX, wenn es aus Schrot gebacken ist, und ganz besonders mit Sauerteigführung. Brot aus Vollkornmehl hat einen etwas höheren GLYX, und Weißmehl hat einen hohen GLYX.

Eine gute Nachricht für Pasta-Freunde: Nudeln haben einen niedrigen GLYX.

Auch Fleisch, Geflügel, Fisch, Milch und Milchprodukte belasten den Blutzuckerspiegel kaum (GLYX niedrig).

Aber Achtung, der süße Joghurt aus der Fabrik ist meist ein hoher GLYX-Bringer.

Süßen Sie doch mal mit Fruchtzucker: GLYX niedrig.

Fett wegatmen

Atmen macht schlank? Hokuspokus, denken Sie? Nein. Eher Wissenschaft. In den kleinen Kraftwerken der Zelle, den Mitochondrien, lodert nur ein Feuer, das Fett verbrennt, wenn ausreichend Sauerstoff es anfacht (Seite 87). Das tut es selten. Sie sitzen und klemmen Ihre Lunge ein. Sie atmen flach. In die Brust, nicht tief in den Bauch hinein. Das sehen Sie daran, dass sich Ihr Brustkorb hebt und senkt. Statt wie Profisportler mit acht Litern pro Atemzug das Feuer in den Zellen anzufachen, schicken Sie zwei windige Liter zu Ihren 70 Billionen Körperzellen. Nur ein Viertel dessen, was die Zellen hyperglücklich macht. Trachten Sie einfach nach: mehr.

Ihr Körper reagiert sauer

Statt Fett werden hauptsächlich Kohlenhydrate verbrannt, saure Stoffwechselprodukte entstehen. Der Körper übersäuert, ver-

---

TIPP

STRESS MACHT DICK

Stress ist der schärfste Dickmacher, den wir kennen. Das Stresshormon Cortisol regt nämlich den Appetit an. Und Stressgefühle kann man mit Süßigkeiten dämpfen. Der Schokoriegel bremst die Ausschüttung weiterer Stresshormone. Leider nur für kurze Zeit, weshalb man schnell zum Keks greift. Gut für die Linie: Atmen Sie den Stress weg.

schlackt (siehe auch Interview Seite 29). Ihr Körper speichert mehr Wasser, um die Gifte zu neutralisieren. Und bunkert das Fett auf den Hüften. Heizen Sie einfach Ihr Stoffwechselfeuer im Inneren Ihrer Körperzellen wieder an. Atmen Sie.

Atmen Sie tief in den Bauch hinein. Dann entschlacken Sie Ihren Körper und schmelzen Fett weg. Und entspannen auch noch dabei.

Die komplexe Atemübung

➢ Der Test: Legen Sie Ihre Hand erst einmal auf den Bauch. Dann atmen Sie tief nach unten bis in den Po hinein. Spüren Sie, wie Ihr Bauch sich bläht, wie viel Lebenselixier Sie in Ihren Körper schicken?

➢ Der Rhythmus: Atmen Sie tief ein, bis es spannt – und dann die Luft locker auspfeifen, fff..., bis Sie leer sind. In jeden Atempunkt von Schultern bis Rücken (siehe unten) 4-mal hineinatmen.

➢ Die Frequenz: Machen Sie diese Übung 3- bis 4-mal pro Tag. Am besten am geöffneten Fenster. Starten Sie morgens. Und noch ein Tipp: Auch wenn Sie gestresst sind, sollten Sie die Atemübung machen – oder wenigstens Teile davon. Denn sie bläst den Stress weg. Und Stress ist nun mal einer der ärgsten Dickmacher, die wir kennen.

Und so geht's

➢ Bei der komplexen Atmung geht es darum, alle Bereiche unserer Lunge zu erkunden und zu aktivieren, um mehr Sauerstoff ins Blut zu pumpen. Sie heizen nicht nur die Fettverbrennung an, sondern gewinnen auch eine aufrechte Haltung und ein intensiveres Selbstbewusstsein.

1. Legen Sie die rechte Hand an die linke Schulter, schauen Sie auch dorthin und atmen Sie tief in diese linke Schulter hinein. Und aus. Und ein und aus – 4-mal. Oder zum Eingewöhnen: So oft Sie wollen. Bisher haben Sie vielleicht gedacht: Man atmet halt den Ballon voll und wieder leer. Und jetzt merken Sie, dass Sie den Atem tatsächlich zu einem bestimmten Punkt dirigieren können, wenn Sie sich darauf konzentrieren.

2. Mit der rechten Schulter machen Sie das Gleiche: linke Hand dran legen, hinschauen, in die Lungenspitze dort oben drin reinatmen, dass es sich schön bläht. Hand und Blick sind wichtig für die Konzentration auf diesen Punkt. Sie dürfen die Schulter ruhig ein bisschen bewegen, um den Weg für die Luft frei zu machen. 4-mal einatmen, Luft anhalten, und ausatmen, anhalten – beides so tief Sie können, bis es ein bisschen spannt.

3. Nun atmen Sie tief ins Zwerchfell hinein, einfacher gesagt: in den Bauch. Legen Sie beide Hände auf den Bauch, unter dem Nabel. Und nun pumpen Sie die Luft dorthin, bis der Bauch fast platzt. Und schnaufen so lange aus, bis kein Krümelchen Luft mehr in Ihnen drin ist. Wenn Sie den Rumpf dabei ein wenig winden und schütteln, quetschen Sie sie heraus, wie Sie einen Waschlappen auswringen. 4-mal ein und aus, ganz tief unten hinein.

4. Jetzt atmen Sie in die Brustspitze, in den Punkt auf halbem Wege zwischen Solarplexus und Kehle. Fingerspitzen dorthin legen, Luft holen: Sie spüren, Ihr Brustkorb wölbt sich kraftvoll auf – Sie dürfen sich 4 tiefe Atemzüge lang ruhig wie Arnold Schwarzenegger fühlen.

5. Und noch ein paar Pumpenzüge Muskelmann-Feeling: Halten Sie die Daumenspitzen an die Flanken Ihres Rumpfes, zwischen Achsel und Hüfte. Atmen Sie gleichzeitig in diese beiden Seiten hinein. Gar nicht ganz einfach. Aber jetzt merken Sie, warum die komplexe Atmung »komplex« heißt: Sobald die Lunge sich in Ihnen breitmacht, bäumt sich der ganze Leib zu seiner wahren Größe auf, als brauchten Sie keine Wirbelsäule mehr, sondern würden schweben wie ein Ballon.

6. Wenn Sie wollen, kosten Sie dieses Gefühl noch aus, indem Sie in den Rücken hineinatmen, und zwar in den Punkt zwischen den Schulterblättern. 4-mal den Glöckner von Notre-Dame, und Sie strotzen vor Ruhe und Selbstbewusstsein.

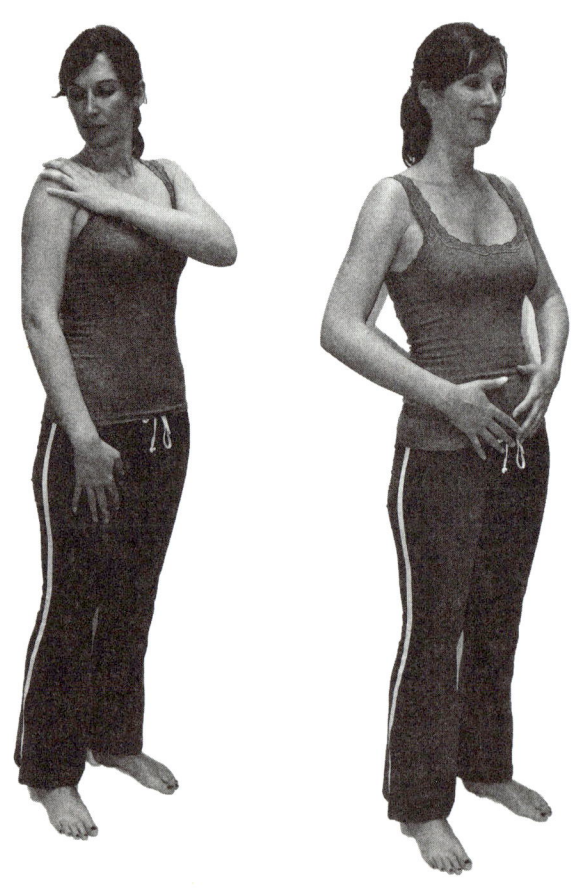

Diese komplexe Atmung (und Teile davon) können Sie überall machen: auch während des Spaziergangs mit dem Hund, im Büro, wenn's stressig ist, und beim Warten an der Bushaltestelle, wenn niemand guckt ...

Atmen Sie – für eine bessere Haltung,
optimale Fettverbrennung, stabiles Selbstbewusstsein.

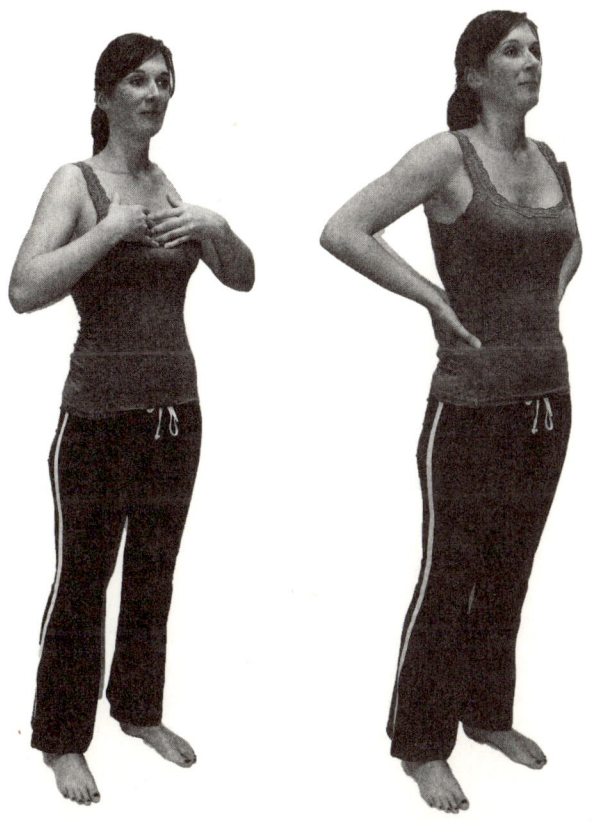

FdH

Fett die Hälfte

FdH steht hier für »Fett die Hälfte«. 142 Gramm essen wir im Schnitt täglich. Rund 1300 kcal. Nur die Hälfte davon vertragen Vielsitzer und Kopfarbeiter. Die andere Hälfte schlägt sich auf den Hüften nieder. In 3 ½ Tagen ist das nach Adam Riese ein ganzes Butterpäckchen. 250 Gramm Fett mehr auf den Rippen. Diese Woche mit der magischen Kohlsuppe sparen Sie Fett ein. Sehr viel. Das schadet Ihnen nicht. Denn tierisches Fett braucht Ihr Körper nicht viel. Ausnahme: Fisch. Und CLA-Fettsäuren. Aber die stecken genug in Milch, Fleisch und Co. Nur pflanzliches Fett haben viele sogar zu wenig – und es ist so wichtig wie Vitamine. Ohne Fett bilden Sie paradoxerweise nämlich auch keine Schlank-Hormone. Wie man in den USA deutlich sehen kann: Dort wird seit 40 Jahren »light« gegessen – und die Menschen werden dicker und dicker.

Also: Auch vor Fett müssen Sie sich nicht fürchten. Nur zu viel ist eben zu viel. Wenn Sie künftig tierisches Fett einsparen und Ihre 70 Gramm Fett aus pflanzlicher Quelle wählen, kommen mühsam verlorene Pfunde auch nicht wieder. Wählen Sie für Ihre Küche am besten hochwertige, kaltgepresste Pflanzenöle (Olivenöl, Rapsöl, Leinöl, Nussöle & Co.).

Picken Sie einfach die mageren Alternativen aus der großen Tabelle rechts – die können Sie nach der Diät getrost essen. Und tappen Sie nicht in jedes Fettnäpfchen. Und wenn es mal ein Fettnäpfchen sein soll – dann kombinieren Sie es einfach nicht mit Lebensmitteln mit hohem GLYX. Magische Fettspartipps finden Sie auf Seite 202.

PICKEN SIE SICH DIE LEICHTGEWICHTE RAUS

** Alle Angaben in Gramm,
bezogen auf 100 Gramm Lebensmittel*

Fettnäpfchen	Magere Alternativen

Fleisch, Geflügel und Wurst

Fettnäpfchen	Magere Alternativen
Wiener Würstchen 24 *	Schinken, geräuchert, ohne Fettrand 3
Fleischwurst 29	Geflügelwurst 5
Fleischkäse 28	Corned Beef 6
Jagdwurst 16	Schweinefilet, -schnitzel 2
Leberwurst, grob 29	Roastbeef, Rind 5
Bierschinken 11	Rinderfilet 4
Bratwurst 29	Rinderleber 2,1
Leberwurst, mager 21	Kalbsfilet 1
Mettwurst 37	Kalbsschnitzel 2
Münchner Weiß- wurst 27	Putenbrust 1
Salami 33	Hähnchenbrust o. Haut 1,5
Schinken, gekocht 13	Hase 3
Speck, durchwachsen 65	Rehrücken 4
Schweinebauch 21	
Schweinekotelett 8	
Rinderhack 14	
Rinderhals 8	
Ente 17	
Gans 31	
Suppenhuhn 20	
Lammkeule 18	
Lammkotelett 32	

Fettnäpfchen	Magere Alternativen
Milchprodukte	
Butter 83	Buttermilch 0,5
Schlagsahne 31,7	Trinkmilch, 2
Saure Sahne extra 18	Kefir 3,5
Schmand 24	Magermilch-Joghurt 0,1
Crème fraîche 40	Molke 0,2
Eiscreme 20	Körniger Frischkäse 2,9
Doppelrahmfrisch-	Schichtkäse (10 %) 2
käse 28	Speisequark mager 0,3
Frischkäse (60 %) 23	Harzer, Korbkäse,
Mascarpone 47,5	Mainzer Handkäse 0,7
Bavaria blu, Cambozola	Romadur (20 %) 9
(70 %) 40	*alle Käse bis 30 %*
Edelpilzkäse (50 %) 39	*Fett i. Tr.*
Camembert (60 %) 33	Romadur (30 %) 14
Gruyère (45 %) 32,3	Edamer (30 %) 28
Appenzeller (50 %) 31,6	Limburger (20 %) 9
Emmentaler (45 %) 30	Parmesan (32 %) 25
Bergkäse (45 %) 30	Ziegenkäse (45 %) 21
	Tilsiter (30 %) 16
	Feta (40 %) 16

Fettnäpfchen	Magere Alternativen
Backwaren und Knabberei	
Nusskuchen 29	Russisch Brot 0
Sahnetorte 25	Eiswaffeln 5
Schokowaffeln 33,5	Löffelbiskuits 5
Blätterteig 25	Apfel-Hefekuchen 3
Schokomüsli 11,5	Salzstangen 5
Kartoffelchips 39,4	
Pommes frites 14,5	
Tortilla-Chips,	
Nachos 24	
Erdnussflips 28	
Süßes	
Brotaufstrich auf	Honig, Gelee,
Nussbasis 31	Fruchtaufstrich 0
Vollmilchschokolade	Fruchtgummi 0
mit Marzipan,	1 Stück Solero 3
Nougat 25	1 Stück Schokokuss 3
1 Magnum 20	1 Stück Milky Way 3
1 Bounty-Kokosriegel 15	

Fettnäpfchen	Magere Alternativen

Fette

Fettnäpfchen	Magere Alternativen
Margarine 80	Pflanzenöle, z.B. Olivenöl,
Halbfettmargarine 40	Raps-, Weizenkeim-,
Mayonnaise (80 %) 78,9	Sonnenblumenöl:
Butterschmalz 99,5	Trotz ca. 99,5 g Fettgehalt
Schweineschmalz 99,9	zählen sie wegen ihrer
	gesunden Fettsäuren zu
	den Fatburnern

Fisch

Fettnäpfchen	Magere Alternativen
Brathering 15	Kabeljau 0,6
Bismarckhering 16	Tintenfisch 0,8
Lachs 14	Flussbarsch 0,8
Makrele,	Hecht 0,9
geräuchert 16	Zander 1
Thunfisch	Seezunge 1
in Öl 21	Seelachs 1
Aal 24	Languste 1,1
Schillerlocken 24	Austern 1,2
	Miesmuscheln 1,3
	Garnelen, Scampi 1,4
	Hummer 1,9
	Scholle 2
	Seelachs,
	geräuchert 0,8
	Forelle 3
	Rotbarsch 4
	Rotbarsch,
	geräuchert 5,5

Fettnäpfchen	Magere Alternativen
Sonstiges	
Erlaubt –	Obst, Gemüse und
aber nicht zu viel:	Hülsenfrüchte enthalten
Avocado 23,5	Fett nur in Spuren.
Olive schwarz/	*Essen Sie fünf*
griechisch 36	*große Portionen*
Haselnüsse 36,5	*pro Tag!*
Erdnüsse 49	
Erdnussmus 47,8	Tofu 5,0
Haselnüsse 61	Hühnerei 5,2
Macadamianüsse 73	Mineralwasser 0
Pekannüsse 72	
Walnüsse 62	

Fett kann man gut sparen: Wer statt Bratwurst Putenbrust isst, hat 28 Gramm Fett gespart. Greifen Sie zu mageren Alternativen. Das gilt allerdings nicht für Fisch: Essen Sie zweimal die Woche Seefisch, er liefert wertvolle Fettsäuren. Und sparen Sie nicht an pflanzlichen Ölen.

Eiweiß

Sicher kennen Sie Asterix und Obelix. Dann natürlich auch den Druiden Miraculix. Ob Sie es glauben oder nicht, die Hauptingredienz in seinem Zaubertrank ist Eiweiß (nicht den Römern erzählen!). Eiweiß ist der Stoff, aus dem Muskeln bestehen. Deswegen macht der Zaubertrank stark. Und er schmilzt Pfunde weg. Wenn Sie Eiweiß essen, schießt Ihr Körper zur Verwertung des Powerstoffes Energie zu, und dazu bedient er sich aus den Fettpölsterchen.

Nur: Wer unter Eiweiß Wurst und Braten versteht, bleibt dick. Wie Obelix, der unter Eiweiß Wildschweinbraten versteht.

Schlank mit Eiweiß

Schlanke Eiweißpower: Fisch und Meerestiere, Hüttenkäse, Milchprodukte, Hülsenfrüchte, Geflügel. Und dazu sollten Sie nach Ihrer Diät viermal täglich greifen. Und wenn Sie das nicht können, dann shaken Sie sich wenigstens einmal am Tag einen

TIPP

Da ich auf dem Markt kein Eiweißpulver gefunden habe, das a) kaum Kohlenhydrate enthält, b) ohne Süß- und Farbstoffe auskommt, c) ein gesundes Aminosäuremuster hat, habe ich bei einem Hersteller angerufen und gefragt, ob er mir nicht eines mixen kann für meinen Probanden Frank. Ein Jahr lang habe ich ihn begleitet, um ihm zu 30 Kilo weniger zu verhelfen – und ein Buch darüber zu schreiben. Das Erbsenpulver, das sich auch um die Säure-Basen-Balance kümmert, gibt es jetzt auf dem Markt. Bezugsquelle Seite 214.

Eiweißdrink aus einem Pulver mit hochwertigem Eiweiß und kaum Kohlenhydrate (siehe Seite 125). Denn um schlank und gesund zu bleiben, brauchen Sie 50–100 g Eiweiß pro Tag. 1,5 bis 2 g pro Kilo Körpergewicht. Und es ist gar nicht so leicht, seine Eiweißtanks gesund zu füllen.

MAGERE EIWEISSQUELLEN

	Fett g/100 g	Eiweiß g/100 g		Fett g/100 g	Eiweiß g/100 g
Fisch			**Milchprodukte**		
Forelle	2,0	20,0	Buttermilch	0,6	3,3
Garnelen	1,8	18,0	Hüttenkäse	2,0	14,4
Heilbutt	2,0	20,0	Magerjoghurt	0,3	4,0
Kabeljau, Seelachs	0,3	17,0	Magermilch	0,3	3,3
Krebsfleisch	2,0	19	Magerquark	0	13,0
Schellfisch	0,3	17,0	Sauermilchkäse		
Steinbeißer	4,4	22,0	(Harzer, Korbkäse)	0	27,0
Rotbarsch	3,6	18,0			
Scholle	1,0	17	**Pflanzen**		
Seezunge	1,0	18	Bohnen, weiß	2,0	22,0
			Brokkoli	0	3,5
Fleisch			Grünkohl	1,0	4,5
Huhn, Brust,			Linsen	1,0	23,0
ohne Haut	0,9	22,8	Sojabohnen-		
Kalbsfilet	1,0	21,0	sprossen	1,5	6,0
Putenschnitzel	1,0	30	Steinpilze	0,5	3,5
Reh, Keule	2,0	27,0			
Rind, Keule	8,0	20,0	**Sonstiges**		
Tatar	4,0	20,0	Eiklar (35 g)	0	4,0
Wildhase	3,0	22,0			

Schmauen

Jürgen Schilling ist Schauspieler. Einst war er ein gewichtiger Schauspieler. Und seine Mutter hatte eine ebenso gewichtige Promenadenmischung, Lola. Eines Tages fütterte ihr Jürgen Schilling trockene Brotkanten. An diesen kaute Lola gerne herum – und merkwürdigerweise nahm der Dickmops rapide ab.

Daraufhin beschloss Jürgen Schilling, diese neue Form der Diät auch an sich selbst auszuprobieren. Kaute dynamisch, intensiv, lusterfüllt und verlor 30 Kilo. Kein Spaß. Ernste Wissenschaft. Schilling recherchierte neun Jahre an diesem Thema und schrieb ein Buch darüber: »Kau dich gesund!« Es bildete sich eine Kau-Fangemeinde – darunter renommierte Ärzte und Wissenschaftler.

Schmauen Sie sich schlank ...

Jürgen Schillings totale Absage an das hektische Schlingen: Schmauen. Schmauen ist die Verschmelzung von Schmecken und Kauen.

Schmauen heißt, alle Lust und Leben spendenden Stoffe aus dem Bissen zu ziehen, wie die Biene den Nektar aus der Blüte zieht, bis sich die Nahrung wie ein Stück Zucker im Speichel verflüssigt hat und jedes einzelne Aroma Zeit hat, den Gaumen zu verführen.

➢ Probieren Sie es aus. Gleich am ersten Tag Ihrer Diät, mit einem Stück Obst oder Gemüse. Kauen Sie so lange, bis es flüssig ist. Und spüren Sie, wie sich die Aromen entfalten.

... und gesund

800-mal am Tag schlucken wir hastig und vernachlässigen die Verdauung im Mund. Sie entscheidet aber über Gesundheit und Krankheit. Der Forscher Boorhave wusste schon 1740: »Wie die Speise im Mund beschaffen ist, so ist der Darmsaft; wie der Darmsaft beschaffen ist, so ist das Blut; wie das Blut beschaffen ist, so ist das Fleisch.« Krank und mit Fett durchsetzt, wenn man die Mundverdauung überspringt. Denn wenn man schlingt, siedelt sich im Bauch ein Komposthaufen an, in dem es gärt und fault. Giftstoffe entstehen, die den ganzen Organismus schädigen.

Sie wollen keinen Komposthaufen im Bauch? Dann essen Sie einfach langsamer. Sie müssen keine Wiederkäuerausdauer zeigen, aber kauen Sie mehr und lassen Sie Verdauungsenzymen und -säften Zeit, ihre Arbeit zu verrichten. Dann kommen auch alle wertvollen Nährstoffe dort an, wo sie gebraucht werden.

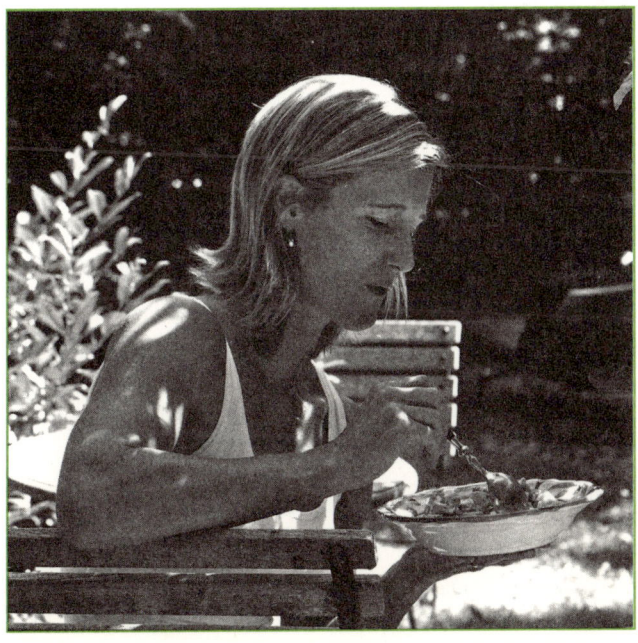

Trinken

Pölsterchen wegspülen

Wir kommen aus dem Wasser und bestehen aus Wasser – zumindest zu zwei Dritteln. Die Flüssigkeit, die wir täglich zu uns nehmen, hält alle unsere Körperfunktionen am Laufen. Denn Wasser belebt Herz, Kreislauf und Niere, entgiftet den Körper, kühlt bei Hitze, schmiert Gelenke und ist Lösungsmittel für all die Nährstoffe, die unsere 70 Billionen Körperzellen versorgen.

Um alle Organe optimal zu versorgen, empfehlen Mediziner: mindestens 1,5 Liter Flüssigkeit täglich. Nur: Dann läuft der Stoffwechsel auf dem untersten Level. Sie brauchen die doppelte Menge, 3 Liter täglich. Mit viel Flüssigkeit helfen Sie Ihrer Niere beim Entgiften. Die vielen Ballaststoffe, die Sie mit der Kohlsuppe aufnehmen, passieren leichter den Darm. Die Haut wird rosig, gut durchblutet und strafft sich. Und Studien zeigen: Wer nicht genug trinkt, wird dick. Man drosselt den Stoffwechsel um 2 bis 3 Prozent. Das macht im Jahr ein Kilo mehr auf den Rippen. Zudem bremst Trinken den Hunger aus.

Und wenn Sie Fett verbrennen – das tun Sie ja bei der Kohlsuppen-Diät –, entstehen saure Nebenprodukte, freie Fettsäuren. Die Niere transportiert die Fettsäuren umso schneller ab, je besser sie mit Wasserenergie angetrieben wird.

Viel trinken, aber was?

➢ Meiden Sie gezuckerte Softdrinks und Fruchtnektare. Denn die haben einen hohen GLYX, schüren den Heißhunger und wandern unweigerlich in Form von Fett auf die Hüften. Apfelsaftschorle (gibt's erst nach der Diät) sollte zu zwei Dritteln aus Wasser bestehen, damit Sie nicht in die Kohlenhydratfalle tappen.

➤ Alkohol arbeitet beim Abnehmen gegen uns. Denn Alkohol enthält 7 Kalorien pro Gramm. Die Alkoholenergie baut der Körper bevorzugt in Fettgewebe um. Und solange die Leber mit Alkohol beschäftigt ist, bleibt das Fett auf den Hüften liegen. Nichts spricht gegen ein lebensverlängerndes Gläschen Wein am Abend – idealerweise erst nach der Kohlsuppen-Woche.

➤ Hoch die Tassen gilt für Tee – in allen Varianten. Nur Schwarztee dürfen Sie in Maßen trinken. Grüner Tee hilft wunderbar beim Entschlacken. Das chinesische Allheilmittel versorgt uns mit Mineralien und sekundären Pflanzenstoffen, die unsere Zellen schützen und den Stoffwechsel beleben. Auch

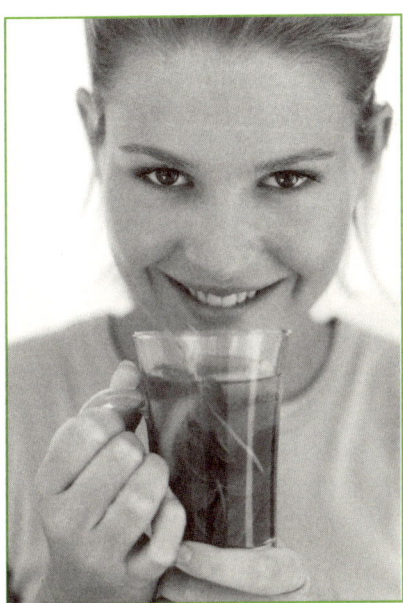

Tee wärmt von innen und liefert Vitalstoffe, die schlank machen. Und wer schon morgens Mineralwasser mit Zitrone trinkt, fördert nicht nur den Fettabbau, sondern auch die Konzentration.

Kräutertees sind Streicheleinheiten für den Körper. Wechseln Sie ab und brühen Sie die Heilwässer nicht zu stark auf, denn die meisten Kräuter haben pharmakologische Wirkungen. Johanniskrauttee beispielsweise kann an den Dinner-Canceling-Tagen (Seite 165) das Verdauungssystem beruhigen – und wird, regelmäßig getrunken, zur Behandlung von depressiven Verstimmungen eingesetzt. Kümmeltee vertreibt Blähungen.

➢ Bauen Sie nach der Magic-Soup-Woche vermehrt Suppen in Ihren Speiseplan ein. Das bessert auf schlanke, wärmende Weise Ihr Flüssigkeitsbudget auf.

➢ Ein Hoch auf Gemüsesäfte: Täglich 1–2 Gläser verwöhnen mit Vitalstoffen satt und schlagen sich mit gerade mal 20 Kalorien auf die Energiebilanz nieder.

TIPP

TRINKREGELN FÜR DIE MAGISCHE WOCHE

➢ Täglich 3 Liter Wasser und Kräuter-/ Früchtetee trinken.

➢ Stellen Sie sich an alle Orte, die Sie tagsüber passieren, 1 Flasche stilles Mineralwasser und 2 Zitronen.

➢ Tanken Sie den Fatburner Vitamin C: in jedes 0,4-l-Glas Wasser ½ Zitrone pressen.

➢ Lösen Sie täglich je 1 Kalzium- und Magnesium-Brausetablette auf. Erstere, weil Sie zurzeit wenig Milchprodukte essen, Letztere polstert Ihre Nerven, aktiviert Ihre Muskeln und hilft beim Abnehmen.

➢ Kaffee nur in Maßen: täglich höchstens 2 Tassen. Kein Alkohol!

Zauberformel 7:
Laufen & Co.

Die schlechte Nachricht: Im Sessel tut sich nichts. Wer nicht will, dass Pfunde schneller wiederkommen, als sie gehen, der muss sich bewegen. Die gute Nachricht: Nichts ist schöner, als seinen faulen Körper zu aktivieren. Das heißt auch: ihn spüren. Nicht etwa, wie er zwickt und zwackt, sondern wie er Sie glücklich, agil und zufrieden macht. Die zweite gute Nachricht: Ein bisschen Bewegung reicht schon. Auf dem Mini-Trampolin oder in Laufschuhen morgens ein wenig Ausdauer beweisen und nachmittags 10 Minuten Krafttraining für mehr Muskeln.

Bewegung statt Jo-Jo-Effekt

Jede Diät schraubt den Stoffwechsel herunter – bis zu 50 Prozent. Bekommt er weniger Kalorien, verbrennt Ihr Körper auch weniger. Und weil er nach der Diät nicht gleich kapiert: »Hungersnot vorbei«, schraubt er den Stoffwechsel nicht sofort wieder rauf. Sondern hortet Kalorien für die nächste Notzeit. Wer genauso weiter isst wie vor der Diät, nimmt schnell wieder zu und wiegt bald mehr als zuvor. Das nennen Experten den Jo-Jo-Effekt. Und genau da greift Bewegung an: Sie verhindert, dass der Stoffwechsel runterfährt. Im Gegenteil: Sie kurbelt das Rad der Energie noch an, für den ganzen Tag, auch wenn Sie nach der Laufrunde im Park oder auf dem Trampolin grübelnd am Schreibtisch sitzen.

➤ Sport hält den Körper davon ab, auf sein Notprogramm zu schalten. Aber nicht die Wochenstunde an der Kraftmaschine, sondern nur regelmäßiger Ausdauersport: Am besten sind Laufen oder Walken oder fröhlich auf dem Trampolin springen.

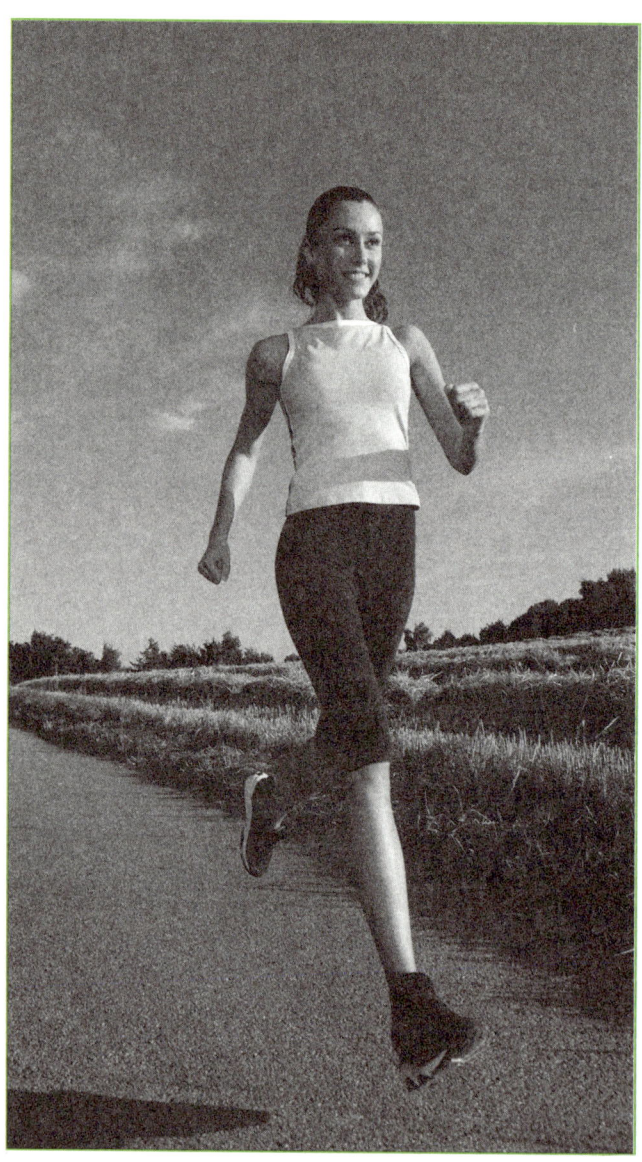

Vorsicht Muskelschwund

Während einer Diät knabbert der Körper seine Eiweißvorräte an, er futtert sich selbst Muskeln weg – und damit seine Fettverbrennungsöfchen. Das können Sie einfach verhindern: mit Eiweiß und Bewegung. Eiweiß liefert die Bausteine für die Muskulatur, und ein sanftes Muskeltraining baut Muskeln auf.

➢ Wer sich anstrengt und gehetzt Sport treibt, verbrennt vor allem Kohlenhydrate, da nicht genügend Sauerstoff zu den Körperzellen kommt. Ohne Sauerstoff kann der Körper nur Zucker zur Energiegewinnung heranziehen. Anders bei sanfter Bewegung. Wer entspannt trainiert, füttert seine Körperzellen mit ausreichend Sauerstoff. Die Muskeln verbrennen Fett. Und das holen sie sich aus den Depots von Hüfte, Bauch und Po.

Laufen Sie den Pfunden davon

Der effektivste Fettverbrenner steckt in Laufschuhen. Egal, ob Sie joggen oder walken, Sie setzen 70 Prozent Ihrer Muskeln ein, Fett von den Hüften zu schaufeln. Am produktivsten arbeiten Ihre kleinen Fettverbrennungsöfchen morgens, wenn Sie nüchtern laufen. Denn nachts hat das Wachstumshormon Fettmoleküle freigesetzt, die nur darauf warten, von den Muskeln in Energie umgewandelt zu werden, statt wieder auf den Hüften zu landen. Und das passiert am besten morgens, nüchtern, wenn kaum Zucker im Blut schwimmt.

Und so geht's

Besorgen Sie sich gute Laufschuhe und eine Pulsuhr, die Sie piepsend warnt, wenn Sie zu schnell laufen, wenn Ihr Körper von Fettverbrennung auf Kohlenhydrate umschaltet (ganz grob bei Puls 130, genau bestimmt das der Sportmediziner mit einem Laktat-Test). Lassen Sie sich dieses etwas komplizierte Gerät im Sportfachgeschäft aber genau erklären.

Machen Sie 5–10 Minuten lang Dehnübungen.

Und dann walken Sie los. Mit strammem Schritt und kräftiger Armunterstützung (siehe Foto). Mit einer Fatburner-Frequenz von 100–120 Schritten pro Minute walken Sie 30 Minuten durch.

Sie wollen lieber laufen – und haben es seit Ihrer Kindheit nicht getan? Kein Problem:

Traben Sie 1 Minute lang los. Und dann gehen Sie wieder, bis der Puls sich erholt hat. Am nächsten Tag probieren Sie, ob es vielleicht schon 2 Minuten geht. Ganz langsam laufen. Wird's Ihnen zu viel, gehen Sie wieder, bis sich der Puls beruhigt hat. Wenn Sie nun täglich 1 Minute länger joggen, laufen Sie bald 30 Minuten am Stück. Sie glauben es vielleicht nicht, aber viele können das sofort, indem sie einfach mit dem richtigen Puls laufen (Büchertipp Seite 213).

Das Richtige für Faultiere: Trampolin

Rebouncing sagt man auch zum fröhlichen Hüpfen auf dem Trampolin. Das Minigerät mit Sprungmatte ist nach den Laufschuhen zweite Wahl – aber nicht minder effektiv. Im Gegenteil. Zunächst: warum zweite Wahl? Ganz einfach, weil Sie vermutlich drinnen springen. Kein schlank machendes Licht tanken. Licht ist der natürlichste Appetitzügler, den wir kennen. Es erhöht den Serotoninspiegel im Gehirn, den Botenstoff der guten Laune, der auch Heißhunger bremst. Und trotzdem kann man das Trampolin nur empfehlen. 20 Minuten Hüpfen hat den gleichen Effekt auf die Fettverbrennung wie 30 Minuten Laufen. Es weckt auf und löst Verspannungen. Hüpfen kann man auch mit Übergewicht, es schont Bänder und Gelenke. Und: Im steten Spiel mit der Schwerelosigkeit hüpft auf dem Fatburner-Trampolin die Laune gleich mit nach oben. Also: Wer nicht nach draußen will, besorgt sich für etwa 180 Euro diesen fröhlichen runden Heimtrainer (Bezugsquelle Seite 214).

10 Minuten Mini-Workout

Mit dem kleinen Muskel-Workout von Sportwissenschaftlerin Holle Bartosch züchten Sie täglich 10 Minuten lang Muskeln. Und schmelzen Fettpölsterchen. Kaufen Sie im Sportgeschäft ein Flexband und Hanteln:

Für Frauen

Anfängerinnen: 2-kg-Hanteln, weiches Flexband. Fortgeschrittene: 3-kg-Hanteln, mittleres Band.

Für Männer

Anfänger: 3-kg-Hanteln, mittleres Band. Fortgeschrittene: 4-kg-Hanteln, hartes Band.

➢ Vorher warm machen: Ein paar Minuten auf der Stelle laufen.

➢ Sie sollten so intensiv trainieren, dass Sie pro Übung maximal 15 Wiederholungen schaffen – die letzten mit zusammengebissenen Zähnen, aber mit ruhiger Atmung.

➢ Anfänger machen jede Übung 3-mal, Fortgeschrittene 4- bis 6-mal.

TIPP

LADY SCHWARZENEGGER?

Diese Übungen stärken Ihre Muskeln, regen die Fettverbrennung an, straffen das Gewebe und beugen Cellulite vor – machen Sie aber nicht zum Muskelprotz.

Die Übung für den Bauch

1. In Rückenlage Beine anwinkeln, Füße hüftbreit, Zehen
hochziehen, Knie locker nach außen fallen lassen. Hände in
den Nacken legen.

2. Lendenwirbelsäule in den Boden drücken. Wirbelsäule vom
Kopf her aufrollen. Spannung im Bauch 1–2 Sekunden halten,
dann Wirbelsäule langsam abrollen. Kopf nicht ablegen. 10- bis
15-mal. 30 Sekunden Pause. 2- bis 3-mal wiederholen.

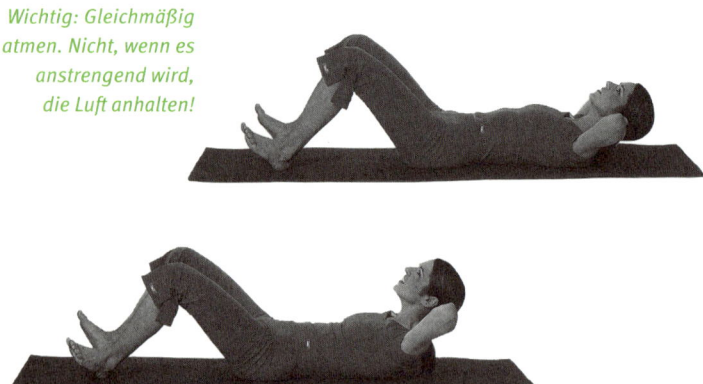

*Wichtig: Gleichmäßig
atmen. Nicht, wenn es
anstrengend wird,
die Luft anhalten!*

Das Flexband für Beine,
Po und oberen Rücken

3. Mit leicht gegrätschten, angebeugten Beinen auf die Mitte des Flexbandes steigen. Die Enden des Bandes so um die Hände wickeln, dass es bei hängenden Armen leicht gespannt ist. Bauch anspannen, Schulterblätter zur Wirbelsäule ziehen.
4. Nun mit geradem Rücken in die Kniebeuge gehen; gleichzeitig Arme seitlich heben, bis Hände und Ellenbogen auf Schulterhöhe sind.

15-mal (wenn es nicht mehr geht, aufhören). 30 Sekunden Pause. 2- bis 3-mal wiederholen.

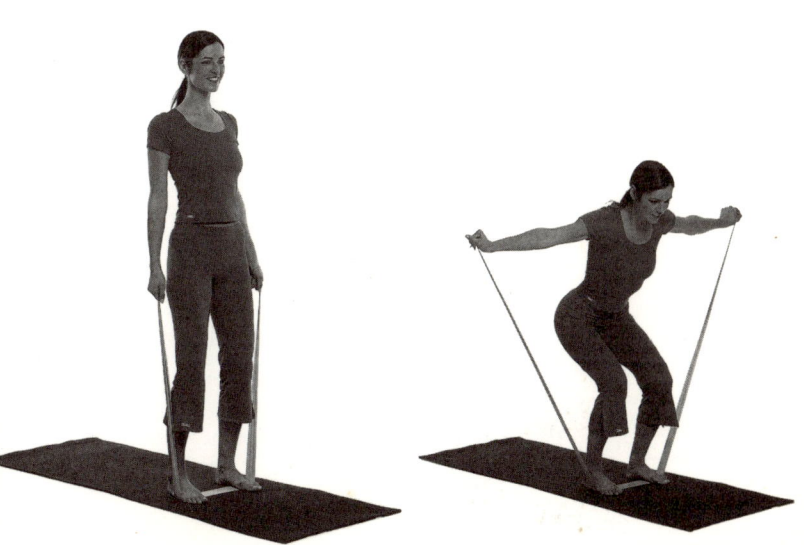

Hanteln für Po, Beine und hintere Oberarme

5. Die Hanteln nehmen und im Nacken halten, Ellenbogen seitlich. Mit angebeugten Beinen in leicht gegrätschte Schrittstellung gehen.
6. Arme mit Hanteln nach oben und gleichzeitig mit beiden Beinen in die Kniebeuge gehen. Ferse des hinteren Beins vom Boden abheben.

15-mal. 30 Sekunden Pause. Beinwechsel.
2- bis 3-mal wiederholen.

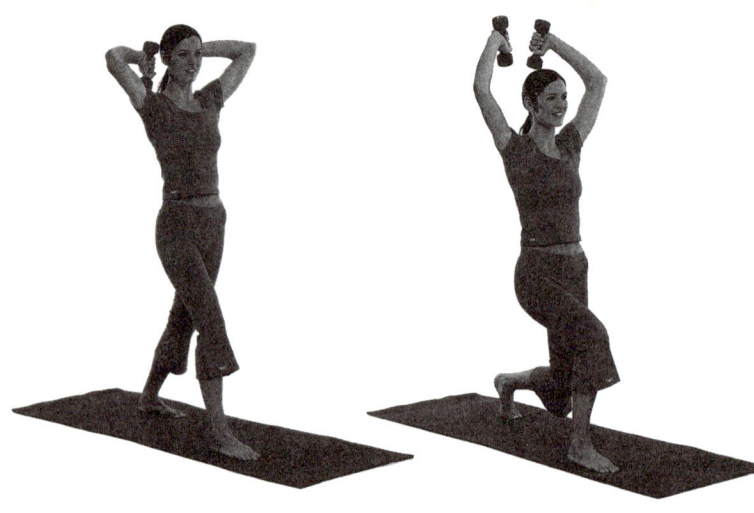

Sieben magische Tipps

Sie sind überzeugt, wollen den Löffel für die schlanke Linie schwingen? Morgen geht's los? Ihr Partner macht vielleicht sogar mit – denn zu zweit geht alles leichter. Sie haben auf Seite 23 Ihren BMI berechnet und sich die wichtigsten Sportutensilien zugelegt? Sie mögen – und vertragen – Kohl? Dann fehlen Ihnen nur noch die folgenden sieben magischen Tipps, die Sie mit Leichtigkeit über die folgenden sieben Tage tragen.

1.

Stellen Sie sich bereits heute Abend ein Paar Laufschuhe neben das Bett. Die erinnern Sie jeden Morgen daran, dass ohne Bewegung kein Schlank-Zauber wirkt. Oder: Sie fallen von der Matratze auf die Sprungmatte. Und stellen Sie Ihren Wecker auf eine halbe Stunde früher: Planen Sie für jeden Tag 30 Morgenminuten Bewegung ein.

2.

Räumen Sie Ihren Kühlschrank leer. Und verschenken Sie Ihren Vorrat an Fertigprodukten, Schokolade & Co.

3.

Erzählen Sie allen wichtigen Menschen um Sie herum, dass Sie in der nächsten Woche weder auf einen Eiskaffee noch eine Pizza eingeladen werden möchten. Das erspart Ihnen und Ihren Freunden das typische Diät-Gejammer »Ich darf nicht, ich muss abnehmen, ich bin zu dick.«

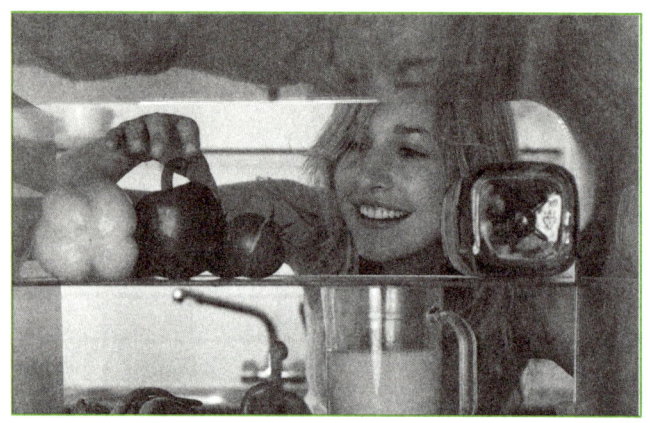

4.

Stellen Sie überall in Ihrer Wohnung und am Schreibtisch im Büro stilles Mineralwasser auf – es erinnert Sie daran, dass Sie das Trinken nicht vergessen dürfen.

5.

Holen Sie Ihre Lieblingsjeans aus dem Schrank, in die Sie wieder hineinpassen wollen. Nagt das Wort »Schokolade« in Ihrem Kopf, dann bedienen Sie sich einer einfachen, aber wirkungsvollen Methode der Visualisation: Schicken Sie ein anderes Bild in Ihr Gehirn – Sie, schlank, in den Jeans. Stellen Sie sich so richtig plastisch vor, wie attraktiv Sie aussehen werden.

6.

Starten Sie am besten an einem Samstag. Dann haben Sie das Wochenende vor sich und können Sport und Entspannung locker einplanen.

7.

Schreiben Sie sich einen Einkaufszettel – damit Sie alles, was Sie brauchen, auch wirklich im Haus haben. Und nicht statt in den Apfel in die Schokolade beißen. Suchen Sie sich Ihren Lieblingskoch und notieren Sie die Zutaten für Ihr erstes Kohlsuppen-Rezept. Unten finden Sie eine Einkaufs-Checkliste, die kurz zusammenfasst, was Sie sonst noch alles besorgen sollten.

Und nun kann es losgehen. Auf den Seiten 122/123 finden Sie einen Überblick über die magische Woche. Und ab Seite 124 starten Sie mit einem Obsttag – und: Kohlsuppe satt.

EINKAUFS-CHECKLISTE

➤ Auf dem Gemüsemarkt oder im Naturkostladen: Zutaten für die Kohlsuppe, frisches Obst und Gemüse der Saison. Da Früchte mit jedem Tag an Vitalstoffen verlieren, sollten Sie alle zwei Tage Nachschub holen. Dazu: frische Kräuter, Chilischoten, grünen Tee, Kräuter- und Früchtetees, naturreine Gemüsesäfte.

➤ Im Supermarkt: Tiefkühlgemüse und -obst. 2 Kästen stilles Mineralwasser. Weitere Zutaten für die Kohlsuppe, etwa Gewürze, ein hochwertiges Olivenöl aus erster Kaltpressung. Magermilch, Buttermilch, Joghurt (1,5 % Fett).

➤ In der Apotheke: Je ein Vitamin- und Mineralstoffpräparat. Außerdem Magnesium-/Kalzium-Brausetabletten, von denen Sie täglich 1–2 Stück nehmen sollten.

➤ Ein Eiweißpulver – mit kaum Kohlenhydraten – besorgen Sie sich bei Ihrem Heilpraktiker, in der Apotheke oder über die Bezugsquelle Seite 214.

die magische Woche

	1. TAG *Obst*	**2.** TAG *Gemüse*	**3.** TAG *Obst & Gemüse*
Das Geheimnis von heute	Alle Früchte erlaubt, außer Bananen. Immer wenn der Hunger kommt: Magic Soup. Trinken: mindestens 3 Liter stilles Mineralwasser mit Zitronensaft, Kräuter- und Früchtetees. In Maßen: Kaffee, schwarzer Tee.	Alle Gemüse sind erlaubt bis auf Mais und Erbsen. Löffeln Sie so viel Magic Soup (erste vier Versionen), wie Sie wollen. Trinken: mindestens 3 Liter – wie am ersten Tag. Auch Gemüsesäfte sind erlaubt. Abends eine gebackene Kartoffel.	Heute dürfen Sie Obst und Gemüse essen – und so viel Kohlsuppe (die ersten vier Versionen), wie Sie wollen. Trinken: stilles Mineralwasser, Gemüsesäfte, Kräuter- und Früchtetees. Wenig Kaffee, schwarzer Tee.
Morgens	➢ Atemübung (Seite 94), Nüchternlauf (Seite 111, 124) ➢ Eiweiß-Shake, Obst	➢ Atemübung, Nüchternlauf ➢ Eiweiß-Shake ➢ Gemüse	➢ Atemübung, Nüchternlauf ➢ Eiweiß-Shake ➢ Obst, Gemüse
Mittags	➢ Magic Soup: wählen Sie ein Rezept der ersten vier Köche (ab Seite 36) ➢ Obst ➢ Atemübung	➢ Magic Soup, ➢ Salat oder Gemüse ➢ Atemübung	➢ Magic Soup ➢ Salat oder Gemüse ➢ Atemübung
Nachmittags	➢ Kleiner Muskel-Workout (Seite 115) ➢ Fatburner-Drink	➢ Kleiner Muskel-Workout ➢ Fatburner-Drink	➢ Kleiner Muskel-Workout ➢ Fatburner-Drink
Abends	➢ Magic Soup ➢ Obst ➢ Atemübung	➢ Magic Soup ➢ Gebackene Kartoffel ➢ Atemübung	➢ Magic Soup ➢ Gemüse, Obst ➢ Atemübung

auf einen Blick

4. TAG *Bananen*	**5.** TAG *Fisch & Geflügel*	**6.** TAG *Geflügel & Gemüse*	**7.** TAG *Reis & Gemüse*
Heute stehen Bananen auf dem schlanken Plan, mit mageren Milchprodukten kombiniert. Dazu: Magic Soup. Und nicht vergessen: viel trinken.	Heute gibt es zum ersten Mal wieder Genuss pur: Kohlsuppe und einen gedünsteten Fisch mit Tomaten. Wer Fisch nicht mag, wählt Geflügel. Und nun kommen auch die Kohlsuppen von Karl Ederer und Gabriele Kurz ins Spiel – mit Eiweißeinlage.	Sie müssen sich an diesem Tag nicht auf Tomaten beschränken, sondern können Gemüse Ihrer Wahl zum Fisch oder Geflügel essen. Nicht vergessen: Kohlsuppe löffeln!	Essen Sie tagsüber so viel Gemüse und Kohlsuppe, wie Sie wollen. Risotto am Abend.
➢ Atemübung, Nüchternlauf ➢ Eiweiß-Bananen-Shake	➢ Atemübung, Nüchternlauf ➢ Eiweiß-Shake ➢ Fisch oder Kohlsuppe	➢ Atemübung, Nüchternlauf ➢ Eiweiß-Shake ➢ Gemüse	➢ Atemübung, Nüchternlauf ➢ Eiweiß-Shake ➢ Gemüse
➢ Magic Soup ➢ 1 Banane ➢ Atemübung	➢ Magic Soup ➢ Fisch oder Geflügel, dazu: Tomaten ➢ Atemübung	➢ Magic Soup ➢ Hähnchenpfanne ➢ Atemübung	➢ Magic Soup ➢ Salat oder Gemüse ➢ Atemübung
➢ Kleiner Muskel-Workout ➢ Bananen-Eiweiß-Drink	➢ Kleiner Muskel-Workout ➢ Fatburner-Drink	➢ Kleiner Muskel-Workout ➢ Fatburner-Drink	➢ Kleiner Muskel-Workout ➢ Fatburner-Drink
➢ Magic Soup ➢ 1 Banane ➢ Atemübung	➢ Magic Soup ➢ Fisch oder Geflügel mit Tomaten ➢ Atemübung	➢ Magic Soup ➢ Fisch oder Geflügel mit Gemüse oder Salat ➢ Atemübung	➢ Magic Soup ➢ Pilzrisotto ➢ Atemübung

Obst

An Ihrem ersten Tag spielt Obst die Hauptrolle. Sie können davon so viel essen, wie Sie wollen. Allerdings keine Bananen (sie haben einen hohen GLYX und relativ viel Kalorien). Halten Sie sich bitte an die Reihenfolge der Tage, weil die Diät so konzipiert ist, dass jeder Tag auf dem anderen aufbaut.

An Ihrem ersten Tag sollten Sie sich für abends nichts vornehmen. An den folgenden Tagen ist es einfacher, sich durchs Restaurant oder die Party zu mogeln. Wenn Sie dennoch auf ein Fest gehen, dann nehmen Sie sich eben eine Thermoskanne voll magische Kohlsuppe mit.

Fit in den Tag

➤ Wenn Sie aufwachen, strecken und recken Sie sich und trinken erst einmal das große Glas stilles Wasser (0,3–0,4 l), das auf dem Nachttisch steht: die einfachste Zauberformel der Natur gegen morgendliche Sitzungsprobleme. Das löst den sogenannten gastrokolischen Reflex aus: 10 Minuten später müssen Sie dringend aufs Örtchen.

Inzwischen machen Sie die Atemübung von Seite 94.

Laufschuhe schnüren

… und zwar bevor Sie duschen oder Kaffee trinken.
➤ Gehen Sie eine halbe Stunde an die frische Luft. Licht lockt das Glückshormon Serotonin, das gute Laune zaubert und gleichzeitig die natürlichste Appetitbremse ist. Bewegung heizt den Energiestoffwechsel an. Und Bewegung auf nüchternen Magen entschlackt. Sie können Rad fahren, walken oder joggen (Seite 111). Und sollte das Wetter gar nicht mitspielen – und

Sie wollen partout nicht raus, dann springen Sie einfach 15–20 Minuten auf dem Trampolin.

Ausgiebig frühstücken mit Eiweiß-Shake ...

Füllen Sie erst einmal Ihre durch die Reparaturarbeiten an 70 Billionen Körperzellen in der Nacht geleerten Eiweißspeicher auf: 2 EL Eiweißpulver in einem Glas Magermilch, Kefir oder Buttermilch verrühren.

... und Obstsalat

➤ Nehmen Sie sich Zeit. Schnipseln Sie gemütlich einen Obstsalat aus den Früchten, welche die Saison gerade zu bieten hat. Auf Seite 127 finden Sie fruchtige Anleitungen. Machen Sie sich ruhig eine große Schüssel voll. Würzen Sie mit dem Vitamin C von Zitronensaft, doch die Natursüße muss Ihnen reichen.

➤ Trinken Sie Tee dazu – oder, wenn Sie müssen, Kaffee. Ungesüßt. Sie wollen ja aus dem Insulinkreislauf »Süß – Hunger – Süß – Hunger« herauskommen. Auch Süßstoff meiden.

Mittags: ein Teller Kohlsuppe ...

... oder zwei oder drei.

➤ Machen Sie Ihr Süppchen schön heiß. Das geht natürlich auch in der Mikrowelle. Warm sättigt besser und macht Ihren Körper wohlig zufrieden.

Natürlich können Sie auch mittags Obst essen. Und vergessen Sie Ihre Atemübung nicht.

Nachmittags: 10 Minuten für die Muskeln, dann Eiweiß

➤ 10 Minuten reichen, um wertvolle Muskeln aufzubauen, die auch nach der Diät noch Fett verbrennen. Die Anleitung finden Sie auf Seite 115. Nach dem Workout trinken Sie den Fatburner-Shake. Ihre Muskeln hungern nun nach Eiweiß.

FATBURNER-SHAKE

½ reife Papaya
Saft von 1 Limette
Saft von 1 Orange
¼ l Buttermilch oder Kefir
2 EL Eiweißpulver

1. Papaya entkernen, schälen und in kleine Würfel schneiden. Mit dem Limetten- und Orangensaft, Buttermilch oder Kefir und dem Eiweißpulver in den Mixer geben. Deckel auflegen und 15 Sekunden kräftig durchmixen.
2. Drink in ein hohes Glas füllen und mit einer Zitronenscheibe garnieren.

Abends: Suppe & Obst

➢ Essen Sie erst einen Teller magische Kohlsuppe. Und dann wieder einen Obstsalat.

➢ Sie sollten möglichst früh zu Abend essen, spätestens um 18 Uhr. Danach ist Obst tabu, damit Ihr Darm nicht des Nachts Schwerstarbeit leisten muss. Und vergessen Sie die Atemübung nicht.

TIPP

IMMER WENN DER HUNGER KOMMT …

➢ … gehen Sie an den Kühlschrank, holen sich eine Portion Magic Soup und wärmen sie auf. Löffeln Sie Kohlsuppe, so viel Sie wollen, so viel Sie können.

➢ Übrigens: Auch kurz vor dem Schlafengehen können Sie ruhig noch ein bisschen heiße Kohlsuppe schlürfen.

Zauberhafte Früchtchen

Frisches Obst verwöhnt mit Vitalstoffen und Aromen – viel besser als Tabletten aus dem Chemielabor. Essen Sie Obst einfach aus der Hand. Oder haben Sie Lust auf ein bisschen Früchtezauber?

WUNDERBARER FRUCHTSALAT
Frische Obstsorten der Saison (oder der Tiefkühltruhe) klein schneiden, mit 2 TL Zitronensaft und 3–4 klein geschnittenen Zitronenmelisseblättchen mischen. Im Sommer vertragen sich Aprikose, Nektarine, Beere. Im Herbst Apfel, Birne, Orange.

SIMSALADIP MAL WIEDER
Erdbeeren waschen, das Grün dranlassen. Mango oder Papaya schälen, in dicke Würfel schneiden und auf Cocktailspießchen stecken. Dazu Orangen-Joghurt-Dip: 3 EL Naturjoghurt mit 1 EL frischem Orangensaft verrühren.

EXOTISCHES CARPACCIO
Frische Erdbeeren oder Mango in dünne Scheiben schneiden. Leicht überlappend auf einem Teller arrangieren. Mit 2 TL Zitronensaft oder Aceto Balsamico beträufeln und mit frischen Kräuterblättchen (Minze, Zitronenmelisse) garnieren.

MIT DEM ZAUBERSTAB
Himbeeren, Heidelbeeren, Erdbeeren, Kiwis, gehäutete Pfirsiche oder Aprikosen mit dem Zauberstab pürieren. Mit 1–2 TL Zitronensaft abschmecken. Eventuell durch ein feines Sieb passieren. Kleiner Deko-Tipp: drei verschiedenfarbige Fruchtpürees als Klecks auf einen Teller setzen, mit einem Holzstäbchen ineinanderziehen.

FLÜSSIGES OBST

Es gibt Menschen, die mögen kein Obst. Und 70 Billionen Körperzellen weinen. Meist hilft es dann, den Aggregatzustand zu verändern: klein schneiden und stückchenweise genießen, mit dem Zauberstab pürieren. Oder frisch gepresst trinken.

UND AUF DEN ZAUBERSTAB

Farbenfrohe Sorten wie Ananas, Kiwi, Erdbeeren putzen und klein schneiden. Abwechselnd auf kleine Holzspieße reihen und mit 2 TL Zitronensaft beträufeln.

MAGISCHE MELONENSUPPE

Aus einer Honigmelone einige Kugeln Fruchtfleisch ausstechen, ins Gefrierfach geben. Restliches Fruchtfleisch mit

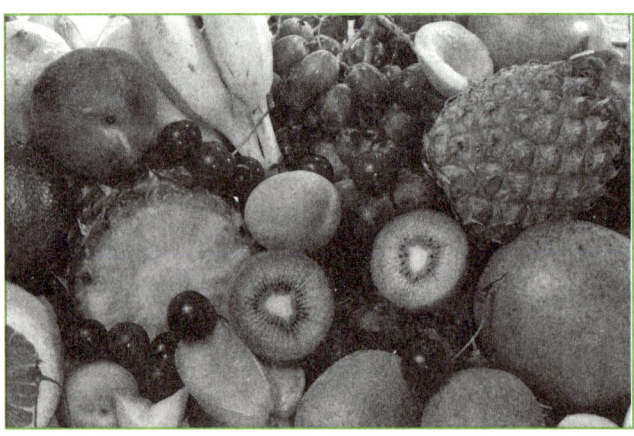

1–2 EL Zitronensaft und etwas Wasser pürieren. Mit geeisten Melonenkugeln auf Teller anrichten. Mit Zitronenmelisse garnieren.

FEINES FRÜCHTESORBET

Früchte wie Erdbeeren und Kiwis im Mixer pürieren. 1 EL Zitronensaft dazugießen. In einer Edelstahlschüssel 2 ½ Stunden lang gefrieren. Alle 30 Minuten mit dem Schneebesen kräftig rühren. Das Sorbet in einem Kelchglas servieren.

Die Obst-Sache mit dem GLYX

➤ Sie können in dieser Woche auch Obst mit hohem GLYX essen – da Sie kaum Fett zu sich nehmen. Essen Sie davon jedoch nicht zu viel. Und am besten erst nachmittags. Einen hohen GLYX haben: Wassermelone, Ananas, Honigmelone, Bananen.

➤ Exoten bilden eine Ausnahme: Kiwi, Mango, Papaya haben einen mittleren GLYX, liegen ein wenig über 50. Aber: Sie enthalten Enzyme, die helfen, Eiweiß besser zu verdauen, und viel Vitamin C – beides kurbelt die Fettverbrennung an.

➤ Früchte mit niedrigem GLYX können Sie genießen, so viel Sie wollen. Dazu zählen: Sauerkirschen, Pflaumen, Grapefruits, Beeren, Birnen, Äpfel, Pfirsiche, Orangen, Trauben.

Wählen Sie Obst der Saison

Sie wissen: Lange Transportwege laugen die sensiblen Früchte aus. Nach ein paar Tagen schon haben sie den Nährstoffgehalt eines Schuhkartons. Hinzu kommt: Um die Früchte transportreif zu machen, werden sie unreif geerntet. Nun lockt aber gerade in den letzten drei, vier Reifetagen die Sonne die meisten Vitalstoffe in die Frucht.

Gemüse

Hallo, willkommen im zweiten Tag! Wie fühlen Sie sich? Zum Wälder-Ausreißen gut? Ist Ihnen der erste Kohlsuppen-Tag hervorragend bekommen – und Sie haben immer noch Lust auf mehr? Dann verkraften Sie auch diese Nachricht: Heute steht Gemüse auf dem Plan, und abends eine Kartoffel.

Wann haben Sie das letzte Mal so richtig in Gemüse geschwelgt? Die Light-Schätze der Natur sollten Sie auch in Ihr künftiges Leben einbauen. Das Geheimnis vieler schlanker, fitter und fröhlicher Menschen heißt nämlich: Gemüse, Gemüse, Gemüse, Gemüse, Gemüse. Genau: fünf Portionen am Tag.

Fit in den Tag

➢ Machen Sie die Atemübung von Seite 94, und tanken Sie auch heute wieder vom Schlank-Hormon Serotonin – 30 Minuten an der frischen Luft in Turnschuhen.

➢ Dann mixen Sie sich wie gestern einen Eiweiß-Shake. Schneiden Sie ruhig ein paar frische Kräuter hinein.

TIPP

ACHTUNG

Wie sieht es mit Ihrem Kohlsuppen-Vorrat aus?
Reicht er noch für morgen?
Wenn nicht, dann kochen Sie den nächsten Zaubertopf.

Zum Frühstück Gemüse

➢ Schnitzeln Sie Möhren, Rettich, Gurken, Radieschen, Paprikaschoten, Fenchel, Tomaten in Stücke, Scheibchen oder Stifte. Sie können jedes Gemüse nehmen, auf das Sie Lust haben, außer: Erbsen und Mais.

KLEINER SLIM-MANAGER

Bitte ab heute jeden Tag abhaken, ob Sie Ihr Diät-Pensum erledigt haben:

Morgens
[ ] Atemübung (Seite 94)
[ ] Nüchternlauf (Seite 124)
[ ] Eiweiß-Shake (Seite 125)
[ ] Gemüse

Mittags
[ ] Magic Soup
[ ] Salat oder Gemüse
[ ] Atemübung

Nachmittags
[ ] Magic Soup
[ ] Kleiner Muskel-Workout (Seite 115)
[ ] Fatburner-Drink

Abends
[ ] Magic Soup
[ ] Gebackene Kartoffel
[ ] Atemübung

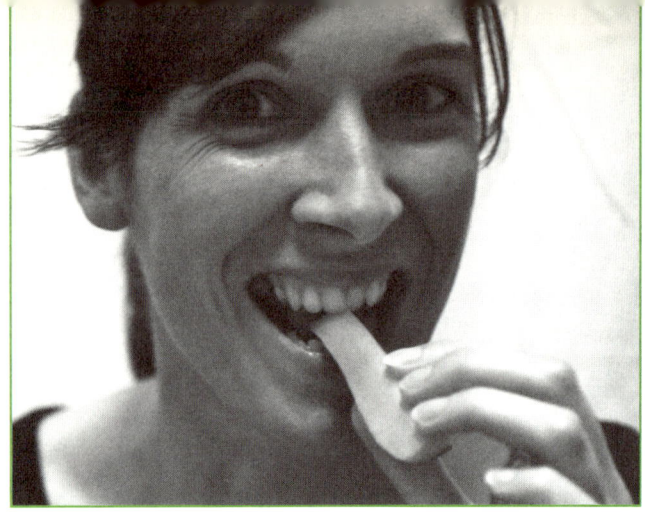

Auf Seite 134–136 finden Sie Rezepte, die Abwechslung in Ihren Gemüsetag bringen. Das lockt Sie morgens gar nicht? Dann machen Sie sich einfach einen Teller Magic Soup heiß.

Nervös? Möhren knabbern!

Geht dem Gehirn der Zucker aus, fühlen Sie sich nervös und unkonzentriert. Denn das Gehirn braucht Kohlenhydrate, genauer: Glukose.

➢ Kein Problem: Knabbern Sie Möhren! Sie liefern natürlichen Süßstoff, der den Blutzuckerspiegel nicht so belastet und dem Gehirn Nachschub an Glukose liefert.

Mittags: erst Suppe, dann Workout

➢ Mittags gibt's heiße Kohlsuppe. Sie können vorher einen Salat essen.

➢ Planen Sie nachmittags 10 Minuten für Ihre Muskeln ein (Seite 115). Falls Sie irgendwann nachmittags nicht können – dann hängen Sie das Training einfach an Ihren Morgenlauf an. Oder: Schwingen Sie die Hanteln zu den 19-Uhr-Nachrichten. Allerdings nicht später, weil Muskeltraining auch Wachhormone lockt. Und diese brauchen Sie eher nachmittags am Schreibtisch als nachts im Bett.

➤ Und nachmittags shaken Sie sich einen Fitness&Fatburnerdrink.

FATBURNER-SHAKE

1 kleine rote Spitzpaprika (ca. 40 g)
1 kleines Stück Sellerie (ca. 40 g)
1 EL Petersilienblätter
1 Spritzer Tabasco
1 EL Eiweißpulver
100 ml kalter Tomatensaft
100 ml Buttermilch
Salz, Pfeffer aus der Mühle

Paprika putzen und waschen, Sellerie schälen, beides klein würfeln. Mit Petersilie, Tabasco, Eiweißpulver und Tomatensaft im Mixer pürieren. Dann Buttermilch hinzufügen, nochmals durchmixen. Mit etwas Salz und Pfeffer würzen. In ein Glas geben. Mit Petersilie und Paprikastreifen garnieren. Und genießen.

Abends:

BAKED POTATO

➤ Machen Sie sich wieder Kohlsuppe heiß.
➤ Und dann gibt's eine Baked Potato:

Eine große Kartoffel in Alufolie einwickeln, 75–90 Minuten bei 220 ° (Umluft 200 °) backen. (Oder 3 kleine Pellkartoffeln essen.) Dazu 3 EL Magerquark mit Kräutern.

➤ Auch vor dem Einschlafen können Sie, wenn Sie wollen, etwas Kohlsuppe löffeln.

Wunderbares Gemüse

Sie müssen keineswegs ständig an Möhren herumknabbern. Gemüse verwöhnt mit köstlichen Aromen, und es schenkt Ihrem Körper all die Vitalität, die Natur und Sonnenstrahlen in die Frucht hineingezaubert haben.

FAST FOOD ROHKOST

Mal geraspelt … Möhren, Zucchini, Gurke oder Knollensellerie finden in der Haushaltsreibe eine Verbündete. Durch grobes Raspeln öffnet sie die Zellen zu den Vitalstoffschätzen. Mit wenig Salz, Pfeffer, 2 TL Zitronensaft und ein paar Tropfen Walnuss- oder Haselnussöl vermischen.

… mal gestreift: Paprikaschoten, Frühlingszwiebeln, Fenchel, Möhren in Streifen schneiden. Dazu kräftige Salate wie Chicorée, Radicchio, Eisberg- oder Romanasalat in Blätter zerlegen. Dazu dürfen Sie ruhig einen Dip servieren: 75 g Naturjoghurt mit Zitronensaft, etwas Salz und Pfeffer verrühren. Je 1 EL gehackte Petersilie oder Schnittlauch (oder andere Kräuter) untermischen.

BLANCHIERTE SALATE

Gemüse wie Brokkoli, Blumenkohl und Mangold putzen, waschen und zerteilen. In einem großen Topf reichlich Wasser mit etwas Salz zum Kochen bringen. Gemüse darin nur wenige Minuten sieden lassen – damit das Aroma nicht auslaugt. Aus dem kochenden Wasser heben, sofort in mit Eiswürfeln gekühltes Wasser tauchen. So bleibt es knackig und farbenfroh. Anschließend das blanchierte Gemüse mit 1–2 TL Zitronensaft, Salz, Pfeffer und 1 TL Olivenöl als Salat zubereiten.

KÜCHENMAGIE IM DUNST

Zarte Gemüsesorten wie Kohlrabi, Möhren, Pilze, Auberginen, Zucchini oder Lauch entfalten beim Dünsten sagenhafte Aromen.

1 TL Olivenöl in der Pfanne bei mittlerer Temperatur erhitzen. Klein geschnittenes Gemüse zugeben, 2–5 Minuten anschwitzen, dabei hin und wieder wenden. 2–4 EL Wasser angießen, leicht salzen und pfeffern. Deckel auflegen und bei niedriger Temperatur knackig dünsten.

FOLIENZAUBER

Sie wollen ein geballtes Päckchen Aroma? Dann streichen Sie die glänzende Seite einer Alufolie mit 1 TL Olivenöl ein. Darauf geben Sie halbierte Cocktailtomaten, Spinatblätter, Frühlingszwiebeln, Lauchringe oder Fenchelstreifen. Leicht salzen und pfeffern, darüber 1–2 TL gehackte Kräuter (wie Thymian, Estragon, Petersilie) und 2 EL Zitronensaft geben. Alufolie locker zu einem Päckchen zusammenschlagen. Auf dem Rost im vorgeheizten Ofen bei 200° (Gas Stufe 3, Umluft 180°) 20–30 Minuten garen.

VITAMIN-SCHONGANG

Dünsten ist das Garverfahren für Blumenkohl, Brokkoli, Sellerie, Wirsing, Kohlrabi, Möhren, Zwiebeln und Spargel.

Gemüse grob zerteilen. In einen Topf mit Siebeinsatz 2–3 Finger hoch leicht gesalzenes Wasser oder Gemüsebrühe füllen. Mit 3 Pfefferkörnern, 1 Lorbeerblatt und je 2 frischen Petersilien- und Thymianzweigen zum Kochen bringen. Siebeinsatz mit Gemüse einsetzen – er steht über der Flüssigkeit! Deckel schließen und auf höchster Stufe aufkochen. Sobald seitlich Dampf aufsteigt, auf mittlerer Stufe 25–30 Minuten weiterdämpfen. Deckel nicht lüpfen, sonst unterbrechen Sie den Wasserdampf-Kreislauf.

AROMA-GARANT GRILLEN

Favoriten für den Grill: Auberginen, Zucchini, Paprikaschoten, Tomaten, Gemüsezwiebeln.

In dicke Scheiben, Streifen oder Spalten schneiden, Tomaten über Kreuz einritzen. Hauchdünn mit Olivenöl bepinseln, mit Thymian, Rosmarin, wenig Salz und Pfeffer bestreuen. Auf den Rost legen und unter dem vorgeheizten Grill in wenigen Minuten knusprig grillen.

Tipp: Reihen Sie kleinere Gemüsestücke auf Spieße.

SCHNELL AUS DEM WOK

1 TL Olivenöl in einem beschichteten Wok erhitzen. Klein geschnittenes Gemüse wie Möhren, Frühlingszwiebeln, Lauch und Chinakohl unter Rühren in Minutenschnelle bissfest garen. Mit Pfeffer und 1–2 TL Sojasauce würzen.

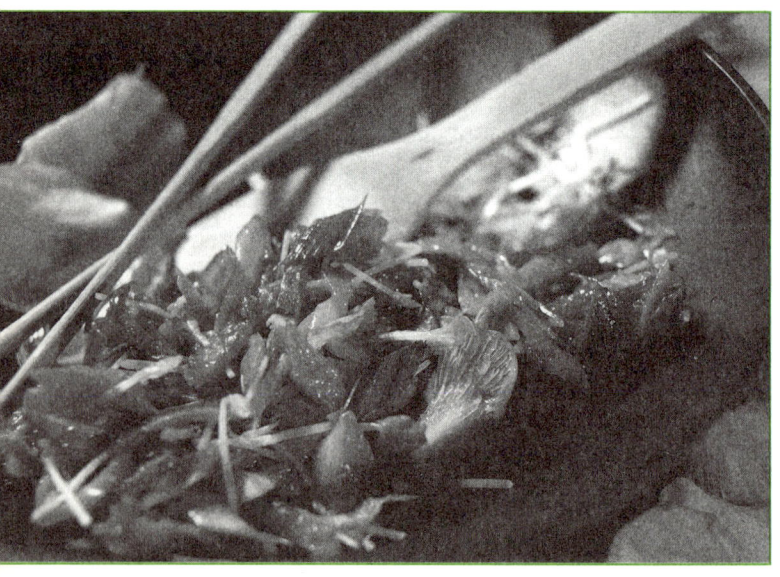

3. Tag
Obst & Gemüse

Die Zauberformel für die Figur

Heute haben Sie die Wahl: Obst oder Gemüse. Mit der Einschränkung: keine Bananen, aber auch kein Gemüse mit hohem GLYX, kein Mais, keine Erbsen, keine Roten Bete, kein Kürbis.

Holen Sie sich Anregungen für die Zubereitung auf den Seiten 127, 134 und 135/36.

Fit in den Tag

Natürlich starten Sie wieder mit dem Glas Wasser, Atemübungen und Ihrer Bewegungsrunde: 30 Minuten nüchtern im Freien. Und dann: Shaken Sie sich einen Eiweißdrink und essen Sie einen Obstsalat zum Frühstück.

Keine Zeit?

Obstschnipseln dauert Ihnen zu lange? Dann greifen Sie in die Tiefkühltruhe (natürlich am Vorabend!). Die Frostfee legt ihren schützenden Zauberstab auf alle Vitamine. Tauen Sie eine Packung gemischte Beeren auf – und genießen Sie die kleinen Medizinbällchen der Natur (Rezepte Seite 127).

Büro? Kein Problem!

Haben Sie Obst und Gemüsestreifen dabei? Und eine große Thermoskanne voller Magic Soup? Nehmen Sie ausreichend mit. Denn je mehr Suppe Sie essen, desto besser schmelzen die

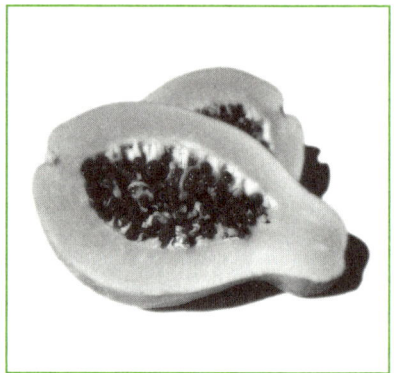

Wie wäre es mit Exoten zum Frühstück? Die Enzyme von Papaya oder Ananas helfen Ihrem Eiweiß-Stoffwechsel auf die Sprünge. Eiweiß ist ein wertvoller Fatburner in Ihrem Körper. Marinieren Sie Ihren Exotensalat mit Orangen- oder Zitronensaft. Auf Zucker und auch auf künstlichen Süßstoff sollten Sie verzichten.

Pfunde. Und: Es könnte sein, dass Ihre Kollegen das köstliche »Starkoch-Wunder« auch mal probieren wollen.

In Kantine und Restaurant

Wenn Sie mit Ihren Kollegen lunchen wollen: Essen Sie vorher einen Teller Suppe. Und dann nehmen Sie Salat, den Sie selbst marinieren: mit Essig, wenig Olivenöl, wenig Salz und Pfeffer. Auch gedünstetes Gemüse ist erlaubt (aus der beschichteten Pfanne, mit wenig Olivenöl – in guten Restaurants kein Problem).

Hanteln mitnehmen!

Auch am Arbeitsplatz finden sich immer wieder ein paar Minuten, die Sie in Ihre Muskeln investieren können. Außerdem verlangt Ihr Biorhythmus sowieso nach 90 Minuten eine Pause. Nutzen Sie die für Ihre Muskeln – oder zum Schlank-Atmen.

Der Fatburner-Drink?

Nicht vergessen! Bereiten Sie morgens die Version vor, auf die Sie heute Lust haben: den Fatburner-Drink mit Obst (Seite 126) oder Gemüse (Seite 133). In einer Flasche mitnehmen.

Abends: Kohlsuppe

… und Obst, Salat, Gemüse. Alles zusammen oder einzeln, worauf Sie Lust haben, so viel Sie wollen. Aus der Schüssel, vom Grill, aus der Folie, aus dem Wok.

KLEINER SLIM-MANAGER

Bitte heute wieder abhaken, ob Sie Ihr Diät-Pensum erledigt haben:

Morgens
[ ]   Atemübung (Seite 94)
[ ]   Nüchternlauf (Seite 124)
[ ]   Eiweiß-Shake (Seite 125)
[ ]   Obst, Gemüse, Magic Soup

Mittags
[ ]   Magic Soup
[ ]   Salat oder Gemüse
[ ]   Atemübung

Nachmittags
[ ]   Magic Soup
[ ]   Kleiner Muskel-Workout (Seite 115)
[ ]   Fatburner-Drink

Abends
[ ]   Magic Soup
[ ]   Gemüse, Obst
[ ]   Atemübung

Bananen

Schlank und fit ins Halbfinale

Nun haben Sie die Halbzeit erreicht. Und treten gegen die letzten Kilos an. Wenn Ihnen die Suppe nicht mehr schmecken sollte, dann pürieren Sie sie doch. Und wenn es gar nicht mehr geht – dann machen Sie einfach weiter mit der Fatburner-Diät (Seite 164). Kein Problem. Auch andere schaffen es nur bis zum Halbfinale.

Alles wie gehabt

➢ Ein Glas Wasser für den gastrokolischen Reflex, atmen, laufen …

➢ Atemübungen lassen 3-mal täglich das Fettfeuer in den Zellen lodern.

➢ Bei 30 Minuten Nüchternlauf verbrennen Sie 15-mal mehr Fett als vor dem TV. Und kurbeln die Kalorienverbrennungsanlage für den ganzen Tag an.

➢ Um all die Kohlsuppe zu verarbeiten, die Sie von morgens bis abends schlürfen, verbraucht Ihr Körper Energie aus den Fettpölsterchen.

➢ Eiweiß, Suppe und Bananen liefern Vitalstoffe, die die Fettverbrennung in Gang halten.

➢ Viel trinken macht satt, schlank und schön (Seite 108)!

➢ Täglich 10 Minuten Muskeltraining schafft viele neue Kalorien-Brennöfchen.

➢ Variante heute: Sie essen Kohlsuppe und 3–4 Bananen – kein anderes Obst, kein anderes Gemüse. Starten Sie morgens damit: Am köstlichsten schmeckt sie im Bananenshake. Und der füllt auch noch Ihre Eiweißtanks auf.

EIWEISS-BANANEN-SHAKE

1 große reife Banane
1 TL Zitronensaft
150 ml Buttermilch
2 EL Eiweißpulver

Banane schälen, grob zerschneiden, in den Mixer geben. Mit Zitronensaft und Buttermilch 15 Sekunden pürieren. Dann Eiweißpulver zugeben und noch mal 10 Sekunden mixen. In ein großes Glas füllen und genießen.

Von mittags bis Mitternacht

… gibt's natürlich Kohlsuppe. Und Bananen – einfach aus der Hand oder im Shake. Und wenn Sie die Suppe heute schon nicht mehr essen können: pürieren und trinken. Das schmeckt auch kalt.

➤ Vergessen Sie am Mittag Ihre Atemübung nicht.
➤ Mixen Sie sich nachmittags nach dem kleinen Muskel-Workout noch mal einen Bananenshake.

TIPP

ACHTUNG!

Wie steht es um Ihren Kohlsuppen-Vorrat? Vielleicht wollen Sie ja mal eine andere Variante aus dem kulinarischen Sextett ausprobieren. Ab Morgen dürfen auch die beiden letzten mit Eiweißbeilage drankommen.

Der Shake lässt Sie übrigens auch hervorragend schlafen. Etwa eine Stunde vor dem Schlafengehen trinken. Die Kombination Eiweiß-Kohlenhydrate lockt das Gute-Nacht-Hormon Serotonin, besser als jede Schlafpille. Wer Lust hat, nimmt also seine Bananenration heute nur in geshakter Form.

KLEINER SLIM-MANAGER

Bitte heute wieder abhaken, ob Sie Ihr Diät-Pensum erledigt haben:

Morgens
[ ]   Atemübung (Seite 94)
[ ]   Nüchternlauf (Seite 124)
[ ]   Eiweiß-Bananen-Shake (Seite 141)

Mittags
[ ]   Magic Soup
[ ]   1 Banane
[ ]   Atemübung

Nachmittags
[ ]   Magic Soup
[ ]   Kleiner Muskel-Workout (Seite 115)
[ ]   Eiweiß-Bananen-Shake

Abends
[ ]   Magic Soup
[ ]   1 Banane
[ ]   Atemübung

5. Tag
Fisch/Geflügel

Auf zum fröhlichen Endspurt

Ihren Tagesablauf haben Sie nun intus. Highlight heute: Fisch und Tomaten. Kein anderes Gemüse, kein Obst. Wer Fisch nicht mag, nimmt einfach Geflügel.

Für Magen & Muskeln

➤ Morgens und nachmittags gibt's den Eiweißdrink von Seite 125 – und immer wieder mal einen Teller Kohlsuppe.

➤ Mittags und abends, nach Belieben auch schon zum Frühstück – sooft Sie wollen – gibt's Fisch (oder Geflügel ohne Haut) gegrillt oder gedünstet, dazu Tomaten. Zum Beispiel auf diese Weise:

TOMATEN-KABELJAUFILET

150 g Kabeljaufilet
2 TL Zitronensaft
Salz, Pfeffer aus der Mühle
3 Tomaten
2 TL Olivenöl
1 gehackte Knoblauchzehe
1 EL gehackte frische Kräuter
(Petersilie, Dill, Schnittlauch)

1. Backofen auf 200° vorheizen. Kabeljaufilet abbrausen und trockentupfen. Mit Zitronensaft, Salz und Pfeffer würzen. Tomaten waschen, Stielansatz entfernen, Tomaten quer in dicke Scheiben schneiden.

2. Ein großes Stück Alufolie mit 1 TL Olivenöl einstreichen. Die Tomaten darauf verteilen, salzen, pfeffern, mit dem Knoblauch und den Kräutern bestreuen. Den Fisch darauflegen, mit 1 TL Olivenöl beträufeln. Die Folie zusammenschlagen und gut verschließen. Im 200° heißen Ofen (Mitte; Umluft 180°) 20 Minuten garen.

Eine Ode an die Tomate

Sie ist eine paradiesisch gesunde Frucht, die mit ihrem Kalium auch beim Entschlacken hilft und – so viele Studien – sogar dem Krebs vorbeugt. Hier drei Zubereitungsvorschläge:

Frische Tomaten waschen, vom Stielansatz befreien und in Scheiben schneiden. Auf dem Teller überlappend anrichten. Mit 1–2 TL Aceto Balsamico und 1 TL Olivenöl beträufeln. Mit frischen Basilikumblättern garnieren.

Tomaten auf Alufolie legen, leicht salzen und pfeffern, mit Thymianzweig belegen. Päckchen zuwickeln und 20 Minuten auf dem Rost im vorgeheizten Backofen bei 200° (Umluft 175°) garen.

Tomaten waschen, Stielansatz entfernen, in grobe Stücke schneiden. Im Mixer fein pürieren. Mit Salz, Pfeffer und

TIPP

SUPPE MIT EXTRA

Sie können heute auch Geflügelbrust (ohne Haut) oder Garnelen in die Kohlsuppe geben – ein Schmankerl für Gourmets.

1–2 TL Rotweinessig abschmecken. Mit Basilikumblättern garnieren. Kalt als Dip oder warm als Suppe genießen.

Und eine Ode an den Fisch

Fisch sollte auch in Ihrem künftigen Leben mindestens dreimal die Woche auftauchen. Er liefert Ihnen wertvollstes Eiweiß – und das hilft, Fett zu verbrennen. Seefisch ist reich an Omega-3-Fettsäuren, die Herz und Nerven schützen, und verwöhnt Sie mit Jod. Die Schilddrüse braucht Jod, um die Aktiv-Hormone zu produzieren, die Sie schlank halten.

Tipps von Fischers Fritz

➤ Sie mögen keine Gräten? Schlechte Ausrede: Seehecht, Zander, Seebarsch und Seezunge geizen mit Gräten. Auch Lachs und Kabeljau haben keine störenden feinen Gräten. Viele Gräten stecken in Brasse, Flussbarsch, Karpfen und Heilbutt.

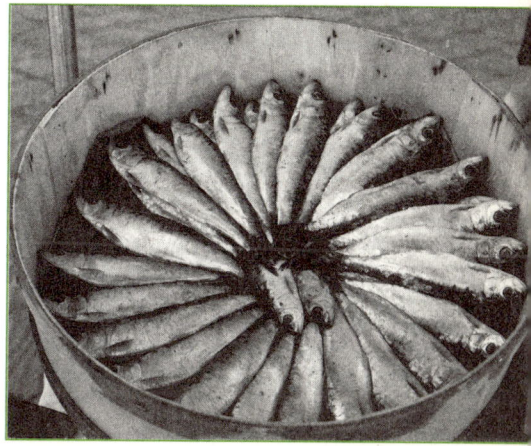

➤ Super-Jod-Lieferanten: Rotbarsch, Kabeljau, Scholle, Seelachs und Schellfisch.

Die meisten Omega-3-Fettsäuren liefern Schillerlocken, Makrele und Hering.

➤ Und wer taugt für Sushi? Thunfisch, Lachs, Brasse, Seebarsch.

➤ Favoriten für ein edles Candle-Light-Dinner: Zander, Lachs, Lachsforelle, Scholle, Seezunge, Seeteufel, Seehecht, Heilbutt und Steinbutt zählen zu den Edelfischen.

KLEINER SLIM-MANAGER

Bitte wie immer abhaken, ob Sie Ihr Diät-Pensum erledigt haben:

Morgens

[ ]   Atemübung (Seite 94)

[ ]   Nüchternlauf (Seite 124)

[ ]   Eiweiß-Shake (Seite 125)

[ ]   Fisch oder Kohlsuppe

Mittags

[ ]   Magic Soup

[ ]   Fisch oder Geflügel, dazu: Tomaten

[ ]   Atemübung

Nachmittags

[ ]   Magic Soup

[ ]   Kleiner Muskel-Workout (Seite 115)

[ ]   Fatburner-Drink

Abends

[ ]   Magic Soup

[ ]   Fisch oder Geflügel mit Tomaten

[ ]   Atemübung

Diese Fische geizen mit Fett: Kabeljau, Scholle, Schellfisch und Hecht. Eine Portion (150 g) hat nicht mehr als 120 kcal.

6. Tag
Geflügel & Gemüse

Der Erfolg zeichnet sich ab

Fühlen Sie sich gut? Hat Ihr prüfender Blick schon festgestellt: ein paar Butterpäckchen auf den Rippen weniger?

Heute wird es leichter für Sie. Zur Kohlsuppe gibt's Geflügel – oder Fisch – und Gemüse, so viel Sie wollen. Sie können auch morgens schon ein Stück mageres Geflügel essen – ohne Haut. Mit Zitronensaft, damit Ihr Körper das Eiweiß besser verwerten kann.

Same procedure as every day …

➤ Wie jeden Tag nicht vergessen: Atmen, Laufen, Muskeln pflegen. Trinken, Trinken, Trinken. Eiweiß-Shake und Fatburner-Drink.

➤ Ach ja, fast hätte ich's vergessen: Kohlsuppe. Nicht, dass Sie denken: »Oh, die lass ich heute einfach mal weg.« Lieber pürieren und als dicken Gemüsesaft genießen. Aber wahrscheinlich ist das gar nicht nötig. Die Suppe kann nämlich auch regelrecht süchtig machen. Mein Mann kocht sie immer noch, und mein Osteopath nahm sie noch nach vier Monaten jeden Tag mit in die Praxis.

Heute: Kohlsuppe plus

➤ Nehmen Sie Ihre Kohlsuppe mit in den Job – und wenn Sie Lust haben, dann streuen Sie beim Warmmachen doch einfach ein bisschen Hähnchenbrust, ein paar Garnelen oder Fischstücke hinein. Das schmeckt köstlich und füllt Ihre Eiweißtanks mit dem Powerstoff auf.

Garnelen haben Cholesterin!? Kein Problem. Die Kohlsuppen-Woche putzt die Gefäße frei von diesem Adernverstopfstoff. Solange Sie sich bewegen und gesund ernähren – viel Obst und Gemüse, wenig tierisches Fett (aus Wurst und Braten), dafür pflanzliche Öle –, spielt das Cholesterin im Essen so gut wie gar keine Rolle. Das unterschreibt Ihnen mit Sicherheit auch Ihr Arzt.

KLEINER SLIM-MANAGER

Bitte auch heute Ihr Diät-Pensum abhaken:

Morgens
[ ]   Atemübung (Seite 94)
[ ]   Nüchternlauf (Seite 124)
[ ]   Eiweiß-Shake (Seite 125)
[ ]   Gemüse

Mittags
[ ]   Magic Soup
[ ]   Hähnchenpfanne
[ ]   Atemübung

Nachmittags
[ ]   Magic Soup
[ ]   Kleiner Muskel-Workout (Seite 115)
[ ]   Fatburner-Drink

Abends
[ ]   Magic Soup
[ ]   Fisch oder Geflügel mit Gemüse oder Salat
[ ]   Atemübung

Freuen Sie sich auf den Abend

➤ Da brutzeln Sie sich nämlich eine leckere Hähnchenpfanne. Statt Hähnchenfilet können Sie für dieses Rezept auch Fisch nehmen, zum Beispiel Kabeljau- oder Viktoriabarschfilet.

HÄHNCHENPFANNE

100 g Hähnchenbrustfilet
1–2 EL Sojasauce
schwarzer Pfeffer
100 g Zuckerschoten
Salz
½ rote Paprikaschote
2 Frühlingszwiebeln
2 Hände voll Mungobohnensprossen
2 TL Erdnussöl
3 EL Gemüsebrühe

1. Hähnchenfilet waschen, trocken tupfen und in feine Scheiben schneiden. 1 EL Sojasauce mit Pfeffer verrühren, Fleisch darin wenden und 5 Minuten ziehen lassen.
2. Zuckerschoten putzen, in Salzwasser 2 Minuten kochen, kalt abschrecken. Paprikaschote waschen, putzen, in kleine Würfel schneiden. Frühlingszwiebeln waschen, putzen, in feine Ringe schneiden. Sprossen in einem Sieb abbrausen und abtropfen lassen.
3. Das Öl in einer beschichteten Pfanne verstreichen und erhitzen. Fleisch darin unter Wenden 3–4 Minuten anbraten. Herausnehmen und warm stellen. Gemüse und Sprossen unter ständigem Rühren 4–5 Minuten braten. Die Brühe angießen, mit Sojasauce und Pfeffer abschmecken. Fleisch vor dem Servieren auf dem Gemüse verteilen.

Reis & Gemüse

Mit Elan in die Zielgerade

➤ Ein letztes Mal das gleiche Ritual: atmen, laufen, shaken, trinken, Gemüsestreifen schnipseln, Salat machen, Muskeln trainieren, shaken …

➤ Wenn Ihr Kohlsuppen-Vorrat zur Neige geht, dann kochen Sie sich noch eine Portion, und zwar Ihre Lieblingsversion.

Lieblings…? Sie können keine Kohlsuppe mehr sehen? Das ist verständlich. Nach diesem Tag sollten Sie Ihre Diät beenden und Ihr Leben wieder in vollen Zügen genießen. Und zwar

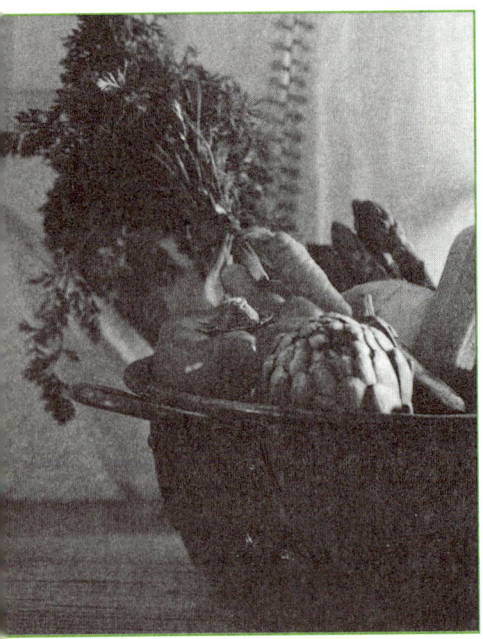

mit dem Wissen, dass Essen Ihnen guttut. Das richtige Essen – das Ihnen Energie verleiht, Ihren Körper zufrieden, Ihren Geist aktiv und Ihre Seele glücklich macht. Aber vorher müssen Sie noch durch diesen Tag. Kein Problem:

➤ Auf dem Plan steht Gemüse (Anregungen auf Seite 134–136). Und mittags und/oder abends gibt's einen Risotto mit Gemüse. Sie können natürlich auch noch anderes Gemüse in den Risotto schnitzeln. Alles, worauf Sie Lust haben. Nur: Essen Sie vorher eine Kohlsuppe.

Wann darf ich endlich auf die Waage?

Verkneifen Sie sich heute Abend das Wiegen noch einmal. Morgen früh können Sie dann Ihre Neugierde befriedigen. Aber Achtung: Wenn Sie Frau und am Ende Ihres Monatszyklus sind, dann könnte das frustrieren. Aber mit Sicherheit wissen Sie, wie viel Sie dann normalerweise mehr auf die Waage bringen. Und ziehen die Differenz einfach ab.

PILZRISOTTO

1 kleine Zwiebel
1 kleine Knoblauchzehe
1 TL Olivenöl
2 Möhren
je 75 g Champignons und Egerlinge
5 Zweige Petersilie
80 g Kurzzeit-Naturreis
175 ml heiße Gemüsebrühe
1 TL Zitronensaft
Salz, schwarzer Pfeffer

1. Zwiebel und Knoblauchzehe schälen, fein würfeln. Das Öl in einem Topf erhitzen, Zwiebeln und Knoblauch darin glasig dünsten. Reis unterrühren und kurz anschwitzen, dann die heiße Brühe dazugießen. Aufkochen und bei schwacher Hitze insgesamt 20–25 Minuten köcheln lassen.

2. Die Möhren schälen und schräg in dünne Scheiben schneiden. Die Pilze putzen und in feine Scheiben schneiden. Beides nach 10 Minuten Garzeit unter den Reis mischen. Öfter mal umrühren.

3. Petersilie waschen, trocken schütteln, die Blätter hacken. Den Risotto mit Salz, Pfeffer und Zitronensaft abschmecken, die Petersilie zuletzt untermischen.

KLEINER SLIM-MANAGER

Und nun zum letzten Mal abhaken,
ob Sie Ihr Diät-Pensum erledigt haben:

Morgens

[   ]   Atemübung (Seite 94)

[   ]   Nüchternlauf (Seite 124)

[   ]   Eiweiß-Shake (Seite 125)

[   ]   Gemüse

Mittags

[   ]   Magic Soup

[   ]   Salat oder Gemüse

[   ]   Atemübung

Nachmittags

[   ]   Magic Soup

[   ]   Kleiner Muskel-Workout (Seite 115)

[   ]   Fatburner-Drink

Abends

[   ]   Magic Soup

[   ]   Pilzrisotto

[   ]   Atemübung

So, das war Ihr letzter Kohlsuppen-Tag.
Nun können Sie mit den 77 magischen Tipps
ab Seite 198 und dem, was Sie mit den
sieben Zauberformeln (ab Seite 88) gelernt haben,
Ihr Gewicht halten.
Oder Sie machen weiter mit der
Fatburner-Diät (Seite 164).

Blitzschlank: Magic Weekend

Zwickt der Bund, drücken ein paar Pfunde, oder haben Sie einfach das Gefühl, Ihr Körper hat es verdient, kurz entgiftet und entschlackt zu werden? Dann legen Sie ein magisches Wochenende ein. Täglich schmilzt bis zu ein Pfund Fett weg – und jede Menge überschüssiges Körperwasser. Kohlsuppe ist übrigens auch das optimale Mittel, Ihr Gewicht zu kontrollieren. Rückt der Waagenzeiger wegen Schlemmertagen nach oben – dann schicken Sie ihn zwei Tage Kohlsuppe löffelnd einfach wieder auf den Weg zurück.

So starten Sie Freitag

Picken Sie sich ein Kohlsuppen-Rezept von einem der Starköche ab Seite 36 heraus und schreiben Sie einen Einkaufszettel.

Was Sie einkaufen müssen
➢ Die Zutaten für die Kohlsuppe Ihrer Wahl.
➢ Die Zutaten für den Fitness-Drink für Samstag und Sonntag.
➢ Frisches Obst und Gemüse der Saison – achten Sie auf niedrigen GLYX (Seite 157). Jede Menge Zitronen fürs Mineralwasser.
➢ Mineralwasser (still) und Früchte- oder Kräutertees, Gemüsesäfte aus dem Reformhaus. Besorgen Sie sich auch Johanniskrauttee in der Apotheke.

Was Sie zu Hause haben sollten:
➢ Laufschuhe für Ihre morgendliche Jogging- oder Walking-Runde – oder ein Trampolin.

➤ Ein Flexband (gibt's im Sportfachgeschäft) für das kleine Muskel-Workout.

➤ Eine Dose Eiweißpulver. Wer das nicht mag, nimmt Buttermilch oder Kefir.

Freitagabend kochen – und canceln

➤ Bereiten Sie sich schon Freitagabend einen großen Topf Kohlsuppe zu – ein Rezept reicht für zwei Tage. Legen Sie Ihre Lieblings-CD ein und schnipseln Sie fröhlich drauflos.

➤ Ganz wichtig: Canceln Sie Freitagabend das Dinner (Seite 165). Also ab 16 Uhr nichts mehr essen. Dann schwimmen schon Samstagmorgen freie Fettmoleküle von Hüfte und Po in

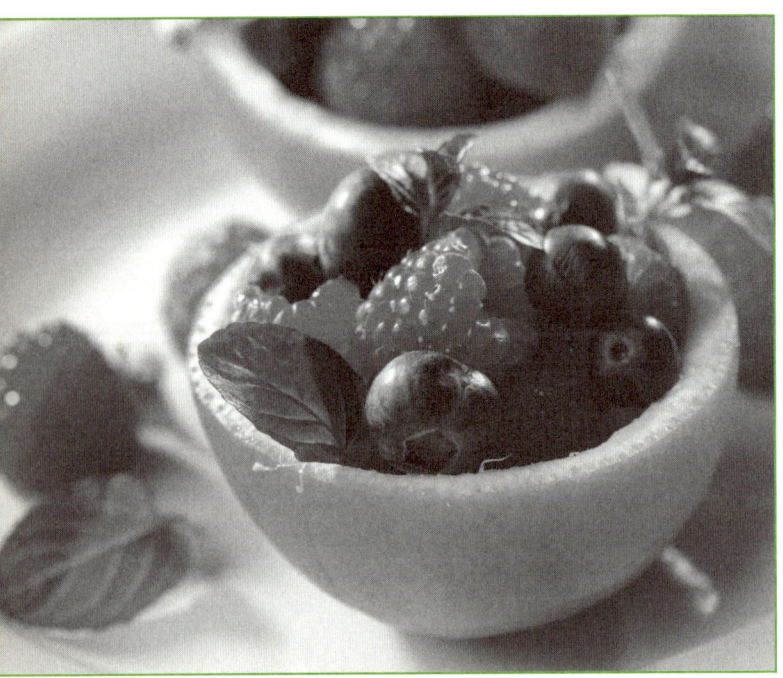

DAS MAGISCHE WOCHENENDE AUF EINEN BLICK

Freitag

Abends
➤ Ab 16 Uhr nichts mehr essen (Seite 165)
➤ Atemübung (Seite 94) spült den Stress der Woche weg
➤ Kohlsuppe kochen
➤ Johanniskrauttee trinken

Samstag

Morgens
➤ Atemübung (Seite 94)
➤ Nüchternlauf (Seite 124)
➤ Kohlsuppe
➤ rohes Gemüse

Mittags
➤ Magic Soup
➤ Atemübung

Nachmittags
➤ Kleiner Muskel-Workout (Seite 115)
➤ Fatburner-Drink

Abends
➤ Magic Soup
➤ Atemübung

Sonntag

Morgens
➤ Atemübung (Seite 94)
➤ Nüchternlauf (Seite 124)
➤ Obstsalat mit Buttermilch oder Kohlsuppe

Mittags
➤ Magic Soup
➤ Atemübung

Nachmittags
➤ Kleiner Muskel-Workout (Seite 115)
➤ Fatburner-Drink

Abends
➤ Magic Soup
➤ Atemübung

➤ Nicht vergessen: Täglich mindestens 3 Liter stilles Mineralwasser und Tees trinken – ungesüßt, ohne Süßstoff.
➤ Und immer wenn der Hunger kommt: Kohlsuppe. Je mehr Sie davon essen, desto effektiver nehmen Sie ab.

Ihrem Blut, die Sie mit einem kleinen Nüchternlauf verbrennen – oder in 15 Minuten auf dem Trampolin weghüpfen.

➤ Wenn abends Hunger aufkommt, dann trinken Sie Johanniskrauttee. Er beruhigt den Magen. Aber nicht mehr als 1–2 Tassen. Trinken Sie viel Kräuter- oder Früchtetee, das bremst den Hunger aus.

Guten Morgen, Samstag!

➤ Wenn Sie aufwachen, strecken und recken Sie sich und trinken erst einmal das große Glas stilles Wasser (0,3–0,4 l), das

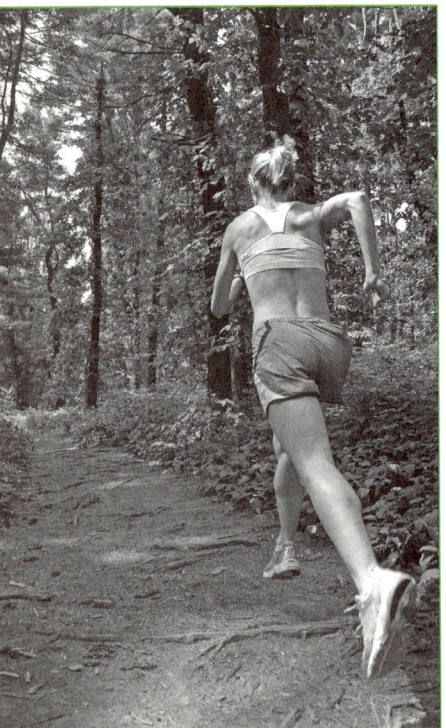

auf dem Nachttisch steht. Es löst den gastrokolischen Reflex aus: 10 Minuten später müssen Sie dringend aufs Örtchen.

➤ Inzwischen machen Sie die Atemübung von Seite 94.

Laufschuhe schnüren

… und zwar bevor Sie Tee trinken – wenn es Ihnen nicht zu schwer fällt, sollten Sie Kaffee an diesen beiden Tagen meiden.

➤ Gehen Sie eine halbe Stunde an die frische Luft. Licht lockt das Glückshormon Serotonin, das gute Laune zaubert und gleichzeitig die natürlichste Appetitbremse ist. Bewegung heizt den Energiestoffwechsel an. Und Bewe-

WELCHES OBST & GEMÜSE?

An diesem Wochenende sollten Sie sich nur an die Sorten mit niedrigem GLYX halten – damit Sie blitzschnell aus dem Zucker-lockt-Dickhormon-Kreislauf herauskommen (Seite 88).

Gemüse

Niedriger GLYX
Von diesem Gemüse können Sie am Samstag essen, so viel Sie wollen:

Tomaten 15
Grünes Gemüse,
  Auberginen, Zucchini,
Sellerie, Zwiebeln ‹ 15
Rohe Karotten 16
Grüne Bohnen 38

Hoher GLYX
Dieses Gemüse passt nicht ins Wochenende:

Karotten, gekocht 61
Kürbis 75
Rote Bete 64
Mais 55
Erbsen 50

Obst

GLYX niedrig
Machen Sie sich sonntags eine Schüssel Obstsalat. Sorten zur Wahl:

Sauerkirschen 22
Pflaumen 39
Grapefruits 25
Beeren 30
Birnen 36
Äpfel 38
Pfirsiche 42
Orangen, Trauben 43

GLXY hoch
Dieses Obst an diesem Wochenende nicht essen:

Wassermelone 72
Ananas 60
Honigmelone 65
reife Bananen 62
Papaya 58
Aprikosen 57
Mango 55, Kiwis 53

gung auf nüchternen Magen entschlackt und verbrennt die ganzen Fettmoleküle, die das Wachstumshormon letzte Nacht von den Hüften ins Blut beordert hat. Sie können Rad fahren, walken oder joggen (siehe auch Seite 111). Sollte das Wetter nicht mitspielen – und Sie wollen partout nicht raus, dann springen Sie einfach 15–20 Minuten auf dem Trampolin.

BAUCH WEG

Beim Abnehmen wollen wir Erfolge sehen – nur manchmal ist einem der Blähbauch da im Weg.
Und wenn Ihre Darmbakterien Ballaststoffe nur selten begrüßen, dann ist es ganz natürlich, dass sich mit der Kohlsuppe der Bauch etwas wölbt. Ballaststoffe bringen Ihre Darmbakterien auf Hochtouren – und sie produzieren Gase.

Gegen das kleine Volk der Darmbakterien sind Sie aber nicht machtlos. Beachten Sie einfach folgende Bauchweg-Tipps:

➤ Blähendes Gemüse wie rohe Paprika und Zwiebeln lieber nur bis mittags essen. Zu viel Rohkost am Abend ist auch nicht gut.

➤ Kümmel-, Fenchel- oder Anistees treiben Blähungen weg, lösen Krämpfe.

➤ Massieren Sie den Bauch sanft, mit warmen Händen, im Uhrzeigersinn.

➤ Und eine Trockenbürstenmassage bringt nicht nur den Kreislauf in Schwung, sondern strafft auch das Bindegewebe am Bauch.

Von früh bis mittags

➢ Auch wenn es vielleicht ungewöhlich ist, aber machen Sie sich zum Frühstück einen schönen Teller Magic Soup heiß.

➢ Damit Sie immer, wenn der Hunger kommt, etwas zum Knabbern haben, schnitzeln Sie nach dem Frühstück Gemüse klein – Möhren, Rettich, Gurken, Radieschen, Paprikaschoten, Fenchel, Tomaten in Stücke, Scheibchen oder Stifte. Diese sollten Sie den ganzen Tag über begleiten.

➢ Stellen Sie überall in der Wohnung eine Flasche stilles Wasser auf. Das erinnert Sie daran: Sie müssen trinken, trinken, trinken. Schon vormittags 1,5 Liter. Pressen Sie in jedes Glas eine halbe Zitrone. Ihr Vitamin C hilft beim Fettverbrennen.

➢ Und lösen Sie 1-mal am Tag eine Kalzium-Brausetablette im Glas auf und 1-mal Magnesiumpulver. Auch diese beiden Mineralien mixen mit im Fettstoffwechsel.

➢ Mittags wärmen Sie die Kohlsuppe auf – und essen immer dann einen Teller voll, wenn Sie Lust darauf haben. Je mehr Sie davon essen, desto effektiver entschlackt Ihr Körper.

Muskeln bilden & shaken

➢ 10 Minuten reichen, um wertvolle Muskeln aufzubauen, die dann auch nach dem Wochenende noch Fett verbrennen. Die Anleitung dazu finden Sie auf Seite 115.

➢ Danach trinken Sie den Fatburner-Shake. Ihre Muskeln hungern nun nach Eiweiß.

FATBURNER-SHAKE

100 g Beeren (z.B. Himbeeren, Heidelbeeren, Erdbeeren)
200 ml Trinkmolke oder Buttermilch
Saft von 1 Limette
2 TL Sanddornmark (Reformhaus)
2 EL ungesüßte Kokosnussmilch (Dose)
2 EL Eiweißpulver (nach Belieben)

Beeren kurz abbrausen und verlesen. Mit der Molke, Limettensaft, Sanddornmark, Kokosmilch und evtl. Eiweißpulver in den Mixer geben. Deckel auflegen und 15 Sekunden kräftig durchmixen. Drink in ein hohes Glas füllen und mit Minzeblättchen garnieren.

Und abends ...

... machen Sie sich wieder Kohlsuppe heiß. Und wenn Sie auf eine Party oder zu Freunden gehen, dann nehmen Sie doch ein-

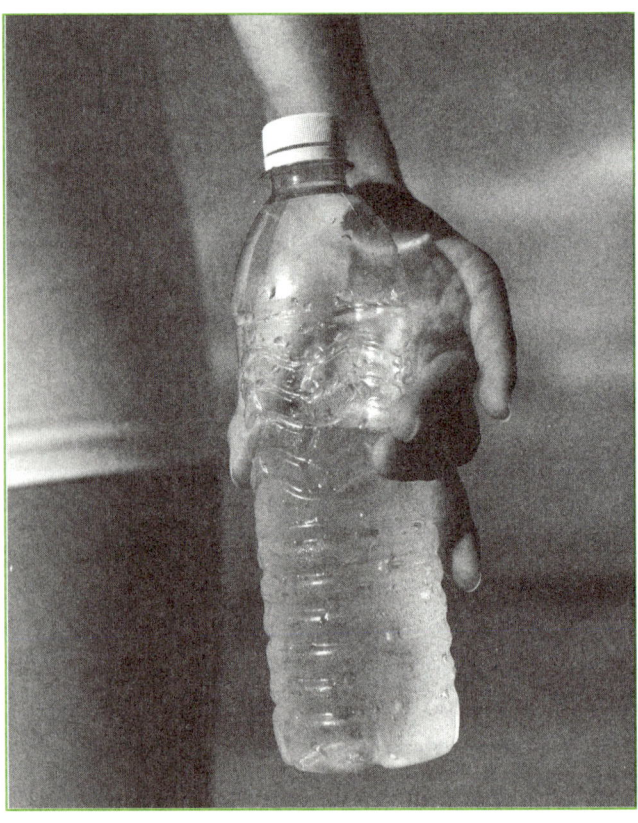

fach eine Thermoskanne voll Kohlsuppe mit. Bis zum Einschlafen können Sie Kohlsuppe löffeln, so viel Sie wollen.

Hallo, Sonntag!

➤ Auch heute starten Sie wieder mit dem Glas Wasser, Atemübungen und Ihrer Bewegungsrunde: 30 Minuten nüchtern im Freien oder 15 Minuten auf dem Trampolin.

➤ Und dann: Schnipseln Sie eine große Schüssel Obstsalat und trinken Sie vorher ein Glas Buttermilch – wenn Sie wollen mit 2 Esslöffeln Eiweißpulver. Sie wollen lieber Kohlsuppe? Natürlich. Das geht auch. Sie können damit aber auch bis mittags warten. Und die Energie frischer Früchte tanken.

➤ Tipp für unterwegs: eine große Portion Kohlsuppe mit dem Zauberstab pürieren. Und wenn Sie auf Achse sind, einfach trinken.

➤ Am Nachmittag sollten Sie wieder eine kleine Pause finden, in der Sie Ihre Muskeln aktivieren, wie auf Seite 115 beschrieben. Und danach shaken Sie sich einen Fatburner-Drink. Und abends essen Sie was? Kohlsuppe – so viel Sie wollen, so viel noch da ist.

Ab in die Wanne

Ein Honig-Kräuter-Bad kurbelt die Durchblutung an, hilft beim Entgiften und Entschlacken. Zusatz-Benefit: Es strafft die Haut. Das Rezept: 100 g Brombeerblätter (aus der Apotheke) mit 1 Tasse heißem Wasser überbrühen, 10 Minuten ziehen lassen, dann abseihen. Sud mit 1 Teelöffel Honig plus 5 Tropfen ätherischem Lavendelöl in die warme Wanne schütten. 15 Minuten darin entspannen – und ab ins warme Bett.

Am Montagmorgen werden Sie sich viel leichter fühlen – und wenn Sie wollen, können Sie dann auch auf die Waage steigen. Und? Wie erfolgreich waren Sie?

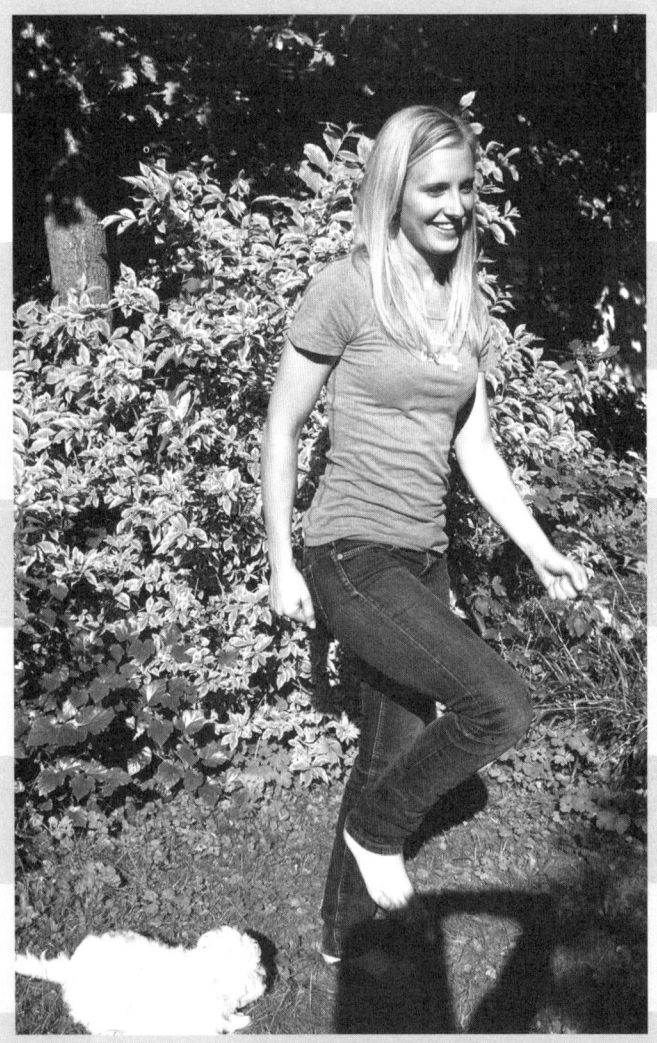

Zielgerade zur
Traumfigur

Mit der Fatburner-Diät geht's einfach, stressfrei, köstlich: Sie schmilzt auch die letzten Polster weg. Wenn Sie also noch ein paar Pfunde abnehmen wollen, dann hängen Sie einfach ein, zwei, drei Wochen die Fatburner-Diät an. Damit tricksen Sie auch den Jo-Jo-Effekt aus. Und mit den 77 magischen Tipps ab Seite 198 kommen die Pfunde nie mehr wieder. Wetten, dass ...?

Fatburner-Diät: So geht's

➤ Fatburner-Woche heißt: Sie essen im Grunde »normal«, aber nur Lebensmittel, die Sie schlank machen, während Sie genießen. Und Sie legen zwei bis drei Tage in der Woche einfach noch mal einen Kohlsuppen-Tag ein – oder nur einen Kohlsuppen-Abend, das reicht auch!

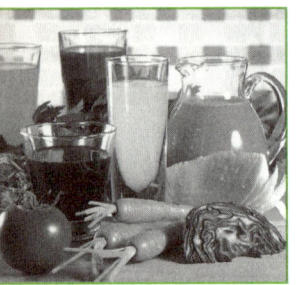

Fatburner heißt: genießen, und nicht darben! Der Gaumen freut sich auf Lebensmittel, die Sie schlank machen, während Sie essen.

➤ Verwöhnen Sie Ihre 70 Billionen Körperzellen an den Kohlsuppen-Tagen auch mit Gemüse – wie am zweiten Tag der magischen Woche (Seite 130). An den Fatburner-Tagen kochen Sie nach den Rezepten ab Seite 170. Und dürfen Gemüse snacken, so viel Sie wollen.

➤ Die Rezepte für mittags und abends sind austauschbar. Sie können auch die Tage beliebig wechseln. Und wenn Ihnen etwas besonders gut schmeckt, dann kochen Sie es noch einmal.

➤ Trinken Sie 3 Liter täglich: Mineralwasser – und jedes Glas mit dem Saft einer halben Zitrone. Auch gut: Gemüsesäfte und ungesüßte Tees. Abends ist ein Gläschen trockener Wein erlaubt.

➤ Natürlich sollten Sie sich auch an den Fatburner-Tagen bewegen (Seite 111)!

Warum immer mal wieder ein Kohlsuppen-Tag langfristig wirkt

Auf längerfristige Kalorienreduktion reagiert der Körper mit seinem »Notprogramm«, er fährt den Stoffwechsel runter. Verbrennt einfach weniger Kalorien. Isst man wieder mehr, nimmt man leicht wieder zu, weil das Notprogramm erst mal weiterläuft.

Auf kurzfristig »mal viel« und »mal wenig« Kalorien allerdings reagiert unser Körper gelassener. Millionen Jahre lang, bis vor kurzer Zeit, war es nämlich völlig normal, an einem Tag wenig Nahrung zu finden und am nächsten mit Jagd- und Sammlerglück den Teller zu füllen. Das bedeutet: Mit der Fatburner-Diät schraubt Ihr Körper den Stoffwechsel nicht runter. Sie können also ruhig noch zwei, drei, vier Wochen Diät anhängen.

TIPP

DINNER-CANCELING

Eine alte chinesische Weisheit besagt: »Überlasse das Abendessen deinem Feind.« Auch Ernährungsexperten empfehlen heute oft, zwei- bis dreimal die Woche das Abendessen wegzulassen. Also nach 16 Uhr nichts mehr konsumieren, nur noch Tee trinken.

Der Effekt: Die Pfunde schmelzen schneller – und es hält den ganzen Körper jung. Denn Sie lassen Ihren Organen eine lange Fastenzeit, in der sie sich optimal regenerieren. Die Fettverbrennung läuft auf Hochtouren – auch das Wachstumshormon (STH), das Fett ab- und Muskeln aufbaut, hat mehr Zeit, sein schmälerndes Werk zu verrichten. Der Körper erzeugt mehr Melatonin. Das Hormon der Nacht hilft uns, zu regenerieren und jung zu bleiben. Lesen Sie dazu das Interview auf Seite 166.

Die gute Nachricht: Dinner-Canceling bedeutet hier: keine Kohlenhydrate. Nur Eiweiß plus Gemüse. Kohlsuppe mit Huhn, wie die von Karl Ederer von Seite 53 oder eines unserer Fatburner-Rezepte ohne Beilage. Ohne Kartoffeln, Nudeln, Brot, Knödel & Co. Nur Eiweiß plus Gemüse. Auch das führt ins Insulintief, das Wachstumshormon baut Fett ab.

Interview
mit Dr. Johannes Wagner

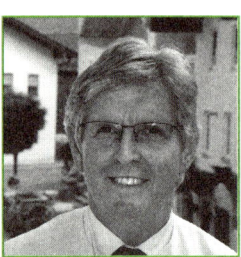

*Dr. Johannes Wagner ist
Endokrinologe, er leitet das
Endo-Revitalzentrum in Waging.
Sein Spezialgebiet:
Anti-Aging und Übergewicht.*

**Warum ist es gut, immer mal wieder einen
Kohlsuppen-Tag einzulegen?**

Der Trick ist: essen wie ein Steinzeitmensch. Der fand an einem
Tag nur eine Wurzel, am nächsten erlegte er ein Mammut. Wenn
Sie nun an einem Tag wenig Kalorien aufnehmen und am nächsten Tag normal, aber gesund essen, merkt der Körper nichts
von der Mangelsituation. Er sieht keine Veranlassung, auf Spar-
schaltung zu gehen. Die Pfunde schwinden, der Jo-Jo-Effekt stellt
sich nicht ein.

**Kann man auch abnehmen, wenn man mit
vielen Diäten seinen Stoffwechsel schon auf
wenige hundert Kalorien gedrosselt hat?**

Ja, wir haben in der Praxis damit schöne Erfolge – auch bei
stark Übergewichtigen. Man kann den Grundumsatz auch wieder hochtrainieren, wenn man dem Körper gibt, was er braucht:
Eiweiß, essenzielle Fettsäuren und Vitalstoffe. Natürlich muss
man dazu auch Muskulatur aufbauen.

Und wie sieht so eine Diät in der Praxis aus?

Man versorgt den Körper mit allen wichtigen Mineralien, Vitaminen und sekundären Pflanzenstoffen, Eiweiß und essenzielle Fettsäuren. Man isst normal, aber gesund – versucht mit Zucker, Weißmehl und Fett bewusst umzugehen. Man streicht drei Mal pro Woche das Abendessen, trinkt ab 4 Uhr nachmittags nur Johanniskrauttee. Das beruhigt den Magen. Oder isst stattdessen, wie Sie vorschlagen, Kohlsuppe.

Das Geheimnis dahinter: abends keine Kohlenhydrate. Warum?

Wenn wir ab 16 Uhr keine Kohlenhydrate mehr zu uns nehmen, geraten wir nachts zwischen 0 und 1 Uhr, in der Aktivzeit des Wachstumshormons (STH), in einen Unterzucker. Das ist der stärkste Stimulus, noch mehr Wachstumshormon auszuschütten.

Und das macht schlank im Schlaf?

Das STH ist in der Lage, die Lipolyse, also die Fettverbrennung, einzuleiten, Fettmoleküle freizusetzen. Wenn man dann noch auf die Idee kommt, vor dem Frühstück zu walken oder zu joggen, werden diese freigesetzten Fettsäuren verbrannt – wir haben einen hervorragenden Schlank-Effekt.

Bewegung muss sein?

Unbedingt. Ohne Bewegung bleibt das Fett im Körper.

Wie viel kann man denn mit Fatburner-Diät und Dinner-Canceling, sprich Kohlsuppe, abnehmen?

Zwei Kilo echte Fettmasse die Woche plus Entschlackungswasser. Wenn man sich auch bewegt! Durch das Dinner-Canceling steigt der Melatoninspiegel an. Das Hormon lässt uns gut schlafen und hält jung. Und das Verdauungs-Coenzym NAD wird freigesetzt, das Krebs vorbeugt.

Warum nimmt mit der gleichen Diät einer vier Kilo in der Woche ab, der andere zwei, ein Dritter gar nichts?

Das liegt an den Hormonen. Fett hängt nicht bloß unattraktiv an uns dran, es ist ein Gewebe, das auf Hormone reagiert und selbst Hormone produziert. Jemand, bei dem der Hormonhaushalt stimmt, nimmt leichter ab.

Welche Hormone mischen noch mit im Fettstoffwechsel?

Das Fettgewebe steht unter dem Schutz des Insulins. Man kann kein Fett abbauen, solange Insulin im Blut schwimmt. Zwei Stunden nach der Nahrungsaufnahme ist der Fettabbau blockiert. Vor allem, wenn man Zucker und Weißmehlprodukte isst oder Süßes trinkt.

Auch Testosteron und Adrenalin bestimmen über dick und dünn?

Wir sind Steinzeitmenschen. Ein Bauch schützt den alternden Jäger, dem das Powerhormon Testosteron ausgeht: In seinem kleinen Notbauch steckt ein Vorrat an Energie, der ihm bei seiner Jagd hilft – oder bei der Flucht. Beides Situationen, in denen der Körper Adrenalin ausschüttet, um das Fettgewebe zu mobilisieren. Adrenalin plus Bewegung verbrennt die Fettmoleküle. Weil das zur Tagesordnung gehörte, baute er sein Notbäuchlein immer wieder ab: Das Adrenalin ordert die Fettmoleküle aus der Fettzelle und schickt sie zur Verbrennung in die Fettöfchen der Muskeln.

Wir leben aber nicht mehr in der Steinzeit ...

Genau. Wir rennen zwar auch ab und zu durch den Wald, nur rennt kein Bär hinter uns her, der unser Adrenalin mobilisiert. Wenn wir uns aufregen, bleiben wir sitzen. Selten trifft Adrenalin auf Bewegung – deswegen bauen wir das Fett nicht ab.

Was kann man tun?

Stellen Sie einen Stepper ins Büro – und immer, wenn es stressig wird, nichts wie rauf.

Es gibt Menschen, die sagen: Mich macht Joghurt dick, mich Schokolade, mich Wurst ...

Wir haben fünf Prozent Patienten, die heilige Eide schwören, dass sie alles machen und trotzdem nicht abnehmen. Dahinter steckt, was wir eine »Leibspeisenunverträglichkeit auf IgG-(Immunglobulin G-)Basis« nennen.

Lieblingsessen macht dick?

Genau. Man sagt: Ich brauche, um leben zu können, ein Stück Geräuchertes oder einen Apfel, Roggenbrot oder Joghurt. Der Körper bildet gegen diese Leibspeisen IgG-Antikörper. Wenn wir sie nicht essen, geht es uns schlecht – wie bei einem Kater. Wenn wir sie essen, geht es uns gut.

Warum macht das dick?

Die IgG-Antikörper verhindern die Lipolyse, blockieren die Fettzellen – wie das Insulin. Verblüffend ist, wenn man diese Nahrungsmittel sechs Wochen meidet, kommt der ersehnte Schub. Pfunde fliehen.

Fatburner-Tag 1

Hirse-Orangen-Porridge

30 g Hirse
1 Orange
75 g Joghurt
1 TL Ahornsirup
1 Messerspitze Zimt
1 TL Pistazienkerne

1. Die Hirse in einem Sieb heiß abspülen. Mit 60 ml Wasser aufkochen und zugedeckt bei schwacher Hitze 15 Minuten quellen lassen.

2. Die Orange samt der weißen Haut schälen und filetieren, den dabei abtropfenden Saft auffangen.

3. Die Hirse vom Herd nehmen, mit dem Joghurt, Ahornsirup, Zimt, Orangensaft und Orangenfilets vermischen. Den Hirsebrei auf einen tiefen Teller geben. Die Pistazien hacken und daraufstreuen.

TIPP

RESTEVERWERTUNG

Schneiden Sie das Gemüse, das beim Kochen übrig bleibt, in Streifen und essen Sie es tagsüber als »Knabberzeug« zwischendurch.

Snack

Scharfe Rettichsandwichs

➤ 4 Rettichscheiben von etwa 0,5 cm Dicke beidseitig salzen.
1 EL fettreduzierten Frischkäse (6–8% Fett) mit 1 TL Chili-
sauce vermischen, auf 2 Rettichscheiben streichen. Mit jeweils
½ TL Schnittlauchröllchen bestreuen und mit einer zweiten
Rettichscheibe belegen.

Mittags

Salatherzen
MIT JOGHURTREMOULADE

2 kleine Römersalatherzen
1 Tomate
2 EL Zitronensaft
Kräutersalz
schwarzer Pfeffer
1 hart gekochtes Ei
2 TL Rapsöl
100 g Joghurt
1 TL Kapern und 1 TL Kapernsud (Glas)
5 Schnittlauchhalme
3 Zweige Petersilie
4 Blätter Basilikum

1. Die Salatherzen von den äußeren Blättern befreien, längs
halbieren, waschen und gut abtropfen lassen. Die Tomate waschen, vom Blütenansatz befreien, vierteln, entkernen und fein
würfeln.
2. Die Salatherzen auf einen großen Teller legen und die Toma-

tenwürfel darübergeben. 1 ½ EL Zitronensaft, Kräutersalz und Pfeffer verrühren und über die Salate träufeln.

3. Für die Remoulade das Ei pellen und halbieren, das Eigelb herausholen und mit dem Öl zu einer Paste verrühren. Mit dem Joghurt, 1 EL Wasser und dem übrigen Zitronensaft cremig verrühren. Kapern und Eiweiß fein hacken, mit dem Kapernsud unter den Joghurt mischen.

4. Den Schnittlauch abbrausen, trocken schütteln und in feine Röllchen schneiden. Die Petersilie waschen, ebenfalls trocken schütteln, die Blättchen abzupfen und mit den Basilikumblättern klein hacken. Die Kräuter unterrühren, mit Salz und Pfeffer würzen. Die Remoulade über die Salatherzen ziehen. Dazu schmeckt Roggenbrötchen.

Abends

Kabeljaufilet mit Spinat

200 g Blattspinat
1 Schalotte
1 kleine Knoblauchzehe
3 TL Olivenöl
Salz, schwarzer Pfeffer
4 kleine Champignons
150 g Kabeljaufilet
1 Scheibe von 1 Bio-Zitrone
2 TL Zitronensaft
3 Zweige Dill

1. Den Spinat verlesen, gründlich waschen und grobe Stiele entfernen. Die Schalotte und die Knoblauchzehe pellen und fein würfeln.

2. In einer Pfanne 1 TL Olivenöl erhitzen, die Schalotte und den Knoblauch darin andünsten. Den Spinat tropfnass dazugeben und zugedeckt in 2–3 Minuten zusammenfallen lassen. Mit Salz und Pfeffer würzen.

3. Den Backofen auf 225° vorheizen. Ein Stück Alufolie von etwa 30 x 30 cm mit 1 TL Öl einpinseln und den abgetropften Spinat darauflegen. Champignons kurz abbrausen, Stielenden abschneiden und Pilze in feine Scheiben schneiden. Auf dem Spinat verteilen. Das Kabeljaufilet darauflegen, leicht salzen und pfeffern. Die Zitronenscheibe auf den Fisch legen. Alles mit dem Zitronensaft und dem übrigen Olivenöl beträufeln.

4. Die Folie über dem Fisch zusammenfalten und zu einem Päckchen fest verschließen. Auf ein Backblech legen und im Ofen 15–20 Minuten (Gas Stufe 4, Umluft 200°) dünsten.

5. Den Dill abbrausen, die Blättchen abzupfen und hacken. Die Folie öffnen und den Dill obendrauf streuen.

Dazu schmeckt Vollkornbaguette.

➤ Blitz-Variante: Nehmen Sie statt frischem Spinat tiefge-kühlten Blattspinat. Über Nacht auftauen lassen und dann leicht ausdrücken.

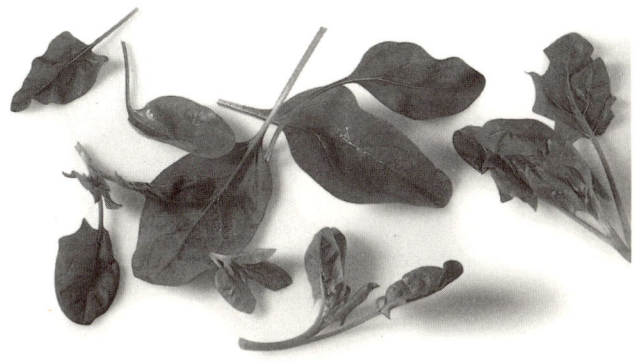

Fatburner-Tag 2

Kohlrabiaufstrich
MIT SONNENBLUMENKERNEN

1 TL Sonnenblumenkerne
2 EL Magerquark
2 TL Zitronensaft
½ TL Walnussöl
Salz, schwarzer Pfeffer
¼ Kohlrabi (etwa 60 g)
2 Zweige Petersilie
1 Scheibe Vollkornbrot

1. Die Sonnenblumenkerne in einer kleinen Pfanne bei mittlerer Hitze goldbraun rösten.

TIPP

FEINE ÖLE

Die wichtigsten Öle in der Küche sind die, die antiinflammatorisch wirken. Also: Entzündungsreaktionen in Ihrem Körper ausbremsen. Jede Zelle jung und gesund halten. Das sind Omega-3-Fettsäuren aus Leinöl und ein bisschen aus hochwertigem Rapsöl. Mehrfach ungesättigte Fettsäuren aus Nussölen. Dann die einfach ungesättigten Fettsäuren aus Olivenöl – die auch noch Schlank-Hormone locken.

2. Den Quark mit Zitronensaft und Walnussöl cremig verrühren, salzen und pfeffern.

3. Den Kohlrabi schälen und grob raspeln. Die Petersilie waschen, Blättchen abzupfen und fein hacken. Beides unter den Quark mischen, mit Salz und Pfeffer abschmecken. Auf das Vollkornbrot verteilen und mit den gerösteten Sonnenblumenkernen bestreuen.

Snack
Erdbeeren mit Vanillequark-Dip

125 g Erdbeeren waschen, Stielansätze dranlassen. 3 EL Magerquark mit 1 EL Milch und ¼ TL gemahlener Vanille (Reformhaus) cremig rühren. Die Erdbeeren in den Dip stippen und genießen.

Mittags
Matjessalat
MIT BIRNEN UND BOHNEN

Salz
100 g grüne Bohnen
1 zartes Matjesfilet (etwa 75 g)
½ kleine rote Zwiebel
½ kleine Birne (etwa 75 g)
2 TL Zitronensaft
4 Zweige Dill
1 EL Weißweinessig
schwarzer Pfeffer
1 EL kaltgepresstes Rapsöl
1 EL saure Sahne

1. In einem Topf Salzwasser zum Kochen bringen. Die Bohnen waschen und die Enden abknipsen. Die Bohnen ins kochende Salzwasser geben und in 5–7 Minuten bissfest garen. Dann abgießen, eiskalt abschrecken, abtropfen lassen. Die Bohnen halbieren.

2. Inzwischen das Matjesfilet abbrausen, trocken tupfen und schräg in etwa 2 cm breite Stücke schneiden. Die Zwiebel schälen und in feine Halbringe schneiden. Die Birnenhälfte gut waschen, halbieren, entkernen und samt Schale quer in dünne Scheibchen schneiden. Gleich mit dem Zitronensaft beträufeln, damit sie nicht braun werden. Den Dill waschen, trocken schütteln, abzupfen und hacken.

3. In einer Schüssel Essig, Salz, Pfeffer, Öl und saure Sahne mit einem Schneebesen verquirlen. Bohnen, Zwiebeln, Birnen, Matjes und Dill darin wenden. Noch mal abschmecken und 10 Minuten durchziehen lassen.

Dazu passt Pumpernickel.

Abends

Kichererbseneintopf
MIT GREMOLATA

80 g Kichererbsen (aus der Dose)
100 g junge Zucchini
½ gelbe oder rote Paprikaschote (etwa 80 g)
1 kleine Zwiebel
1 Knoblauchzehe
2 TL Olivenöl
1 kleiner Rosmarinzweig
Salz, schwarzer Pfeffer
1 Messerspitze rosenscharfer Paprika
175 ml Tomatensaft

75 ml Gemüsebrühe
4 Zweige Petersilie
½ Bio-Zitrone

1. Die Kichererbsen in einem Sieb gut abtropfen lassen. Die Zucchini und die Paprikaschote waschen, putzen und in zentimeterkleine Würfel schneiden. Die Zwiebel und den Knoblauch abziehen und klein würfeln.

2. Das Olivenöl erhitzen, die Zwiebel und die Hälfte des Knoblauchs glasig dünsten. Gemüsewürfel und Kichererbsen zugeben und kurz andünsten. Den Rosmarinzweig hinzufügen, mit Salz, Pfeffer und Paprikapulver würzen.

3. Mit Tomatensaft und Brühe auffüllen, langsam aufkochen und zugedeckt bei schwacher Hitze 10–12 Minuten kochen lassen.

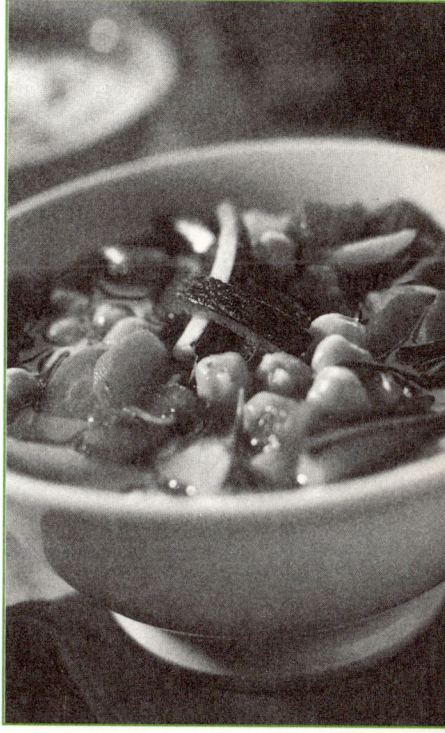

4. Inzwischen die Petersilie waschen, trocken schütteln, die Blättchen von den Stielen zupfen und fein hacken. Die Zitrone heiß waschen, trocken reiben, die Schale ohne die weiße Haut dünn abschälen und in kleine Würfel schneiden. Die Petersilie, den übrigen Knoblauch und die Zitronenschale vermischen. Den Eintopf anrichten und mit der Gremolata bestreuen.

Dazu schmeckt auch Vollkornbaguette.

Fatburner-Tag 3

Mango auf Kokosquark

1 EL Kokosraspel
½ reife Mango (ca. 250 g)
100 g Magerquark
2 EL Joghurt
2 TL Limettensaft
1 TL Birnendicksaft
1 Zweig Minze

1. Die Kokosraspel in einer Pfanne ohne Fett goldbraun rösten, herausnehmen und abkühlen lassen.

2. Die Mango schälen, das Fleisch in schmalen Spalten vom Stein schneiden.

3. Den Quark mit dem Joghurt, Limettensaft, Birnendicksaft und 2 TL Kokosraspel verrühren. Den Kokosquark auf einem flachen Teller verteilen, die Mangospalten darauf dekorativ anrichten, mit den übrigen Kokosraspeln bestreuen und mit der Minze garnieren.

Tomaten-Kräuter-Mix

➢ 2 Tomaten würfeln. ¼ kleine rote Zwiebel, 4 Blätter Basilikum und 1 EL abgezupfte Petersilienblätter fein hacken. Alles im Mixer oder mit dem Pürierstab fein pürieren, mit Salz und

Pfeffer abschmecken. Mit 100 ml kaltem Gemüsefond (Glas) auffüllen, umrühren. In ein Glas füllen und 1 TL Joghurt obendrauf geben.

Mittags
Hähnchenbrustfilet
AUF SAUERKRAUTSALAT

150 g frisches Sauerkraut
1 EL Zitronensaft
1 TL flüssiger Akazienhonig
Kräutersalz, schwarzer Pfeffer
1 TL Walnussöl
1 Möhre
50 g blaue Weintrauben
2 Walnusskerne
100 g Hähnchenbrustfilet
1 TL Rapsöl
1 ½ EL Dickmilch
1 TL Schnittlauchröllchen

1. Das Sauerkraut zerpflücken, in eine Schüssel geben und mit dem Zitronensaft, Honig, Salz, Pfeffer und Walnussöl vermischen.
2. Die Möhre putzen, schälen und auf der Gemüsereibe grob raspeln. Die Weintrauben waschen, halbieren und entkernen. Die Walnüsse grob hacken. Die Möhren, Trauben und Nüsse unter das Kraut mischen.
3. Das Hähnchenbrustfilet trocken tupfen, auf beiden Seiten pfeffern. Eine kleine beschichtete Pfanne mit dem Rapsöl einpinseln und erhitzen, das Fleisch darin auf beiden Seiten bei mittlerer Hitze etwa 5 Minuten braten. Aus der Pfanne nehmen, salzen und abkühlen lassen.

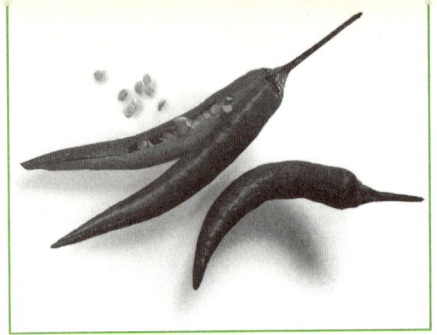

4. Den Sauerkrautsalat auf einem Teller anrichten. Die Dick-milch als Klecks obendrauf geben und mit dem Schnittlauch bestreuen. Das Hähnchenfilet schräg in Scheiben aufschneiden und daneben anrichten.

Dazu schmeckt Kornspitz.

Abends

Gebratene Nudeln
MIT TOFU

2 TL Limettensaft
3 TL Erdnussöl
Salz, schwarzer Pfeffer
½ TL fein gewürfelte rote Chilischote
100 g fester Tofu
50 g feine chinesische Eiernudeln
1 Frühlingszwiebel
1 Möhre (etwa 80 g)
4 Shiitakepilze
50 g frische Mungobohnensprossen
1 Stück Ingwer (ca. 1 cm)
2–3 TL Sojasauce
2 EL Gemüsebrühe

1. Den Limettensaft, 1 TL Erdnussöl, Salz, Pfeffer und Chili-schote in einem Schälchen verrühren. Den Tofu in kleine Würfel schneiden, in der Marinade wenden und 30 Minuten ziehen lassen.

2. Inzwischen Salzwasser zum Kochen bringen und die Nudeln darin nach Packungsangabe garen. In ein Sieb abgießen und gut abtropfen lassen.

3. Die Frühlingszwiebel waschen, putzen und in feine Ringe schneiden. Die Möhre putzen, schälen und in dünne Stifte schneiden. Die Pilze abreiben, die Stiele abtrennen und die Hüte in feine Scheiben schneiden. Die Sprossen kalt abbrausen und gut abtropfen lassen. Den Ingwer schälen und fein würfeln.

4. In einer beschichteten Pfanne 1 TL Öl verstreichen und stark erhitzen. Den Tofu aus der Marinade nehmen, kurz abtropfen lassen und im heißen Öl in 1–2 Minuten knusprig braun braten. Aus der Pfanne nehmen.

5. Mit dem übrigen Öl nach und nach den Ingwer, die Frühlingszwiebeln, Möhren, Pilze und Sprossen 2–3 Minuten unter Rühren braten. Die Nudeln in die Pfanne geben und alles noch 2–3 Minuten bei starker Hitze vermischen. Die Marinade vom Tofu, die Sojasauce und die Brühe zugeben und alles einmal aufkochen lassen. Mit Salz und Pfeffer abschmecken.

TIPP

SUPER-WOK

Im Wok geht alles blitzschnell – und schonend: fürs Aroma, für die Vitamine. Einfach Gemüse, Fisch und Geflügel darin unter Rühren braten. Schon hat man sein kulinarisches Dinner-Canceling, ein kohlenhydratfreies Gericht. Der Wok gehört in jede gesunde Küche.

Fatburner-Tag 4

Türkischer Schafskäseteller

2 kleine Tomaten
1 Bio-Minigurke
Salz, schwarzer Pfeffer
50 g milder Schafskäse (Feta)
4 schwarze Oliven
¼ TL edelsüßes Paprikapulver
2 Scheiben Vollkornbaguette

1. Die Tomaten waschen, vom Blütenansatz befreien und quer in 0,5 cm dicke Scheiben schneiden. Die Gurke waschen und ebenfalls in Scheiben schneiden. Die Tomaten- und Gurkenscheiben leicht überlappend auf einen Teller legen. Mit Salz und Pfeffer würzen.
2. Den Schafskäse in Scheiben schneiden, mit den Oliven auf dem Teller anrichten und fein mit Paprika bestäuben. Die Baguettescheiben dazureichen.

> **TIPP**
>
> ### FETT EINSPAREN
>
> So ist Entenbrust auch bei einer Diät erlaubt: Die Fettschicht des Filets vor dem Braten entfernen und nur das dunkle, magere Fleisch verwenden.

Snack
Kiwi-Ananas-Salat

➢ 1 große Kiwi schälen und achteln, 2 Scheiben frische Ananas in Stücke schneiden. Kiwi und Ananas mischen, mit 1 TL Akazienhonig beträufeln. 4 Zitronenmelisseblätter streifig schneiden und untermischen.

Mittags
Gazpacho
MIT CROÛTONS

1 Scheibe Vollkorntoast
2 TL Olivenöl
200 g Tomaten
½ Knoblauchzehe
½ grüne Paprikaschote
1 TL Tomatenmark
5 EL Gemüsefond (aus dem Glas)
1 TL Zitronensaft
Salz, Cayennepfeffer
1 kleine Stange Sellerie

1. Toastbrot in kleine Würfel schneiden. Die Hälfte mit 2 EL Wasser beträufeln. Die übrigen Brotwürfel in einer Pfanne mit dem Olivenöl goldbraun braten. Aus der Pfanne nehmen, abkühlen lassen.

2. Die Tomaten überbrühen, abschrecken, häuten, vierteln und entkernen, dann das Fruchtfleisch grob hacken. Die Knoblauchzehe pellen und hacken. Die Paprikaschote von Kernen und Trennwänden befreien, waschen und in sehr kleine Würfel schneiden.

3. Die Tomaten, den Knoblauch, die Paprika bis auf 1 EL und das eingeweichte Toastbrot in den Mixer geben. Tomatenmark und Gemüsefond hinzufügen und alles fein pürieren. Mit dem Zitronensaft, Salz und Cayennepfeffer pikant abschmecken. Abgedeckt 1 Stunde kalt stellen.

4. Den Sellerie waschen, putzen und sehr klein würfeln, mit den übrigen Paprikawürfeln und den Croûtons auf die Suppe streuen. Dazu passt Vollkorntoast.

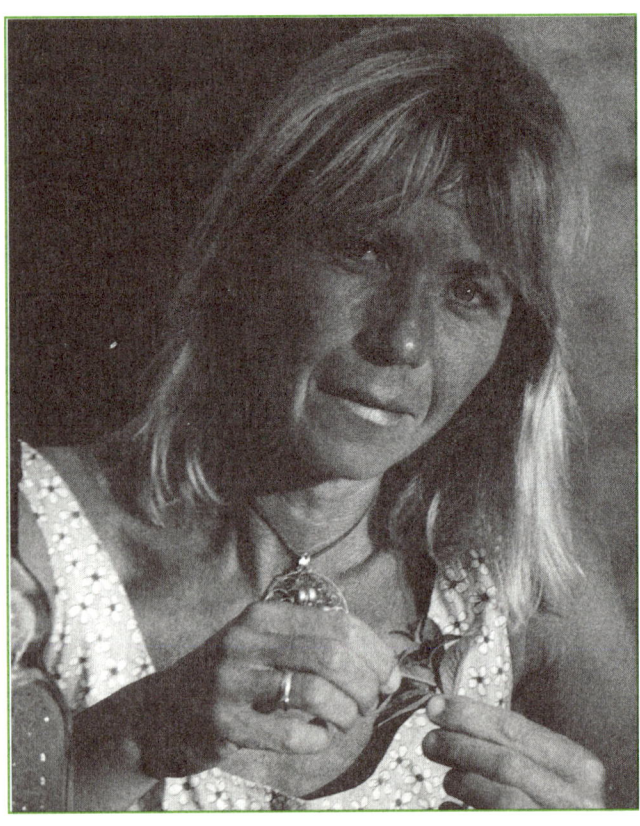

Abends
Entenbrust mit Mango

100 g Entenbrustfilet
6 Minzeblätter
½ Bio-Zitrone
schwarzer Pfeffer aus der Mühle
1 mittelgroße Stange Lauch
½ reife Mango (ca. 250 g)
2 TL Olivenöl
Salz
½ TL gemahlener Koriander
½ TL brauner Rohrzucker
3 EL trockener Weißwein

1. Das Entenbrustfilet häuten und in feine Streifen schneiden. 3 Minzeblätter fein hacken. Mit 2 TL Zitronensaft und Pfeffer mischen, das Fleisch darin 10 Minuten ziehen lassen.

2. Den Lauch gründlich waschen, putzen und in 0,5 cm dicke Scheiben schneiden. Die Mango schälen, entsteinen und in etwa 1,5 cm große Würfel schneiden. Die Zitronenhälfte mitsamt der weißen Haut schälen, klein würfeln.

3. In einer beschichteten Pfanne 1 TL Olivenöl erhitzen. Die abgetropften Entenstreifen unter Wenden in 2–3 Minuten braun anbraten. Herausnehmen, salzen und warm halten.

4. Den Lauch mit 1 TL Olivenöl in der Pfanne etwa 2 Minuten rührend braten. Koriander und Zucker darüberstreuen und kurz anschwitzen. Den Weißwein angießen. Die Mango- und Zitronenwürfel hinzufügen und kurz mitdünsten. Die Entenstreifen unterheben und eben erhitzen. Alles salzen, mit reichlich frisch geschrotetem Pfeffer und der übrigen Minze bestreuen. Dazu schmeckt Vollkornreis.

Fatburner-Tag 5

Aprikosenmus
AUF TOASTBROT

3 Aprikosen
1 TL Zitronensaft
1 TL flüssiger Akazienhonig
½ TL Mandelmus (aus dem Reformhaus)
2 Scheiben Vollkorntoast
2 EL körniger Frischkäse
1 Zweiglein Minze

1. Die Aprikosen waschen, halbieren und entsteinen. 3 Aprikosenhälften grob würfeln, mit Zitronensaft, Honig und Mandelmus fein pürieren.

2. Toastbrote goldbraun rösten, mit dem Frischkäse und dem Aprikosenmus bestreichen. Toastbrot diagonal halbieren und mit den abgezupften Minzeblättchen garnieren.

TIPP

SCHUTZSTOFF FÜR DIE HAUT

Je feiner die Aprikosen püriert sind, desto besser kann der Körper das darin enthaltene Beta-Carotin verwerten. Außerdem fördert ein wenig Fett – hier vom Mandelmus – seine Aufnahme im Darm.

3. Die übrigen Aprikosen in dünne Spalten schneiden und neben dem Toast dekorativ anrichten.

Snack
Camembert-Tatar

➢ 40 g Camembert klein würfeln. 1 kleine Frühlingszwiebel in feine Ringe schneiden. 3 Zweige Petersilie fein hacken. Alles mit 1 EL Joghurt und ½ TL Senf vermischen. Mit Salz und edelsüßem Paprika abschmecken. Tatar auf 1–2 Radicchioblättern anrichten. Dazu: 1 Scheibe Vollkornbaguette.

Mittags
Schinkensülze
MIT BASILIKUMCREME

1 Minigurke
1 kleine, feste Tomate
2 Scheiben gekochter Schinken
Salz, schwarzer Pfeffer
1 ½ Blatt weiße Gelatine
125 ml Gemüsefond (aus dem Glas)
2 TL Apfelessig
1 EL Schmand
1 EL Joghurt
1 TL Zitronensaft
4–5 Blätter Basilikum

1. Die Gurke putzen, schälen und längs halbieren. Die Hälften in feine Streifen schneiden. Die Tomate waschen, vom Blütenansatz befreien und in Scheiben schneiden.

2. Die Schinkenscheiben locker auf einem tiefen Teller auslegen. Erst die Tomatenscheiben, dann die Gurkenstreifen darauf
verteilen, leicht salzen und pfeffern.

3. Die Gelatine in kaltem Wasser etwa 5 Minuten einweichen.
Den Gemüsefond mit Wasser auf 150 ml auffüllen. Erhitzen,
aber nicht kochen lassen. Die Gelatine ausdrücken und unter
Rühren in dem heißen Fond auflösen. Mit Essig, Salz und Pfeffer würzen. Die Mischung über den Schinken gießen und etwa
2 Stunden lang in den Kühlschrank stellen.

4. Vor dem Servieren Schmand und Joghurt mit dem Zitronensaft, Salz und Pfeffer vermischen. Die Basilikumblätter abreiben, fein hacken und untermischen. Die Basilikumcreme auf
der Tellersülze anrichten. Dazu passt Vollkornbrot.

Abends

Dorade auf
FENCHEL-TOMATEN-GEMÜSE

1 kleine küchenfertige Dorade (ca. 300 g)
Salz, schwarzer Pfeffer
¼ TL Fenchelsamen
1 Zweig Thymian
1 Fleischtomate
1 junge Fenchelknolle
1 kleine Schalotte
1 kleine Knoblauchzehe
3 TL Olivenöl
1 TL Tomatenmark
75 ml Fischfond (aus dem Glas)

1. Die Dorade waschen, gut trocken tupfen und die Haut 2- bis
3-mal schräg einschneiden. Innen und außen mit Salz und

Pfeffer einreiben. Die Fenchelsamen zerdrücken und mit dem Thymianzweig in die Bauchhöhle stecken.

2. Den Backofen auf 220° vorheizen. Die Tomate mit kochendem Wasser übergießen, abschrecken und häuten. Das Fruchtfleisch vierteln, entkernen und klein würfeln. Den Fenchel putzen (das zarte Grün beiseite legen), vierteln und in feine Streifen schneiden. Schalotte und Knoblauch pellen und fein würfeln.

3. In einer Pfanne 2 TL Olivenöl erhitzen, die Schalotte und den Knoblauch darin andünsten. Die Fenchelstreifen dazugeben und etwa 5 Minuten dünsten. Die Tomatenwürfel, das Tomatenmark und den Fond untermischen, salzen und pfeffern.

4. Die Tomatenmischung in eine kleine Gratinform geben, die Dorade darauflegen und mit dem übrigen Olivenöl beträufeln. Im Ofen (Mitte, Umluft 200°) 20–25 Minuten braten. Das Fenchelkraut hacken und vor dem Servieren aufstreuen.

Dazu passt Kartoffelpüree.

➢ Variante: Statt in der Form können Sie die Dorade auch in Folie garen. Dazu die Gemüsemischung in einem Bratfolienschlauch verteilen, den Fisch darauflegen. Die Bratfolie nach Vorschrift verschließen und auf dem Rost (Mitte) in den kalten Ofen schieben. Auf 200° heizen (Umluft 180°) und den Fisch 25 Minuten dünsten.

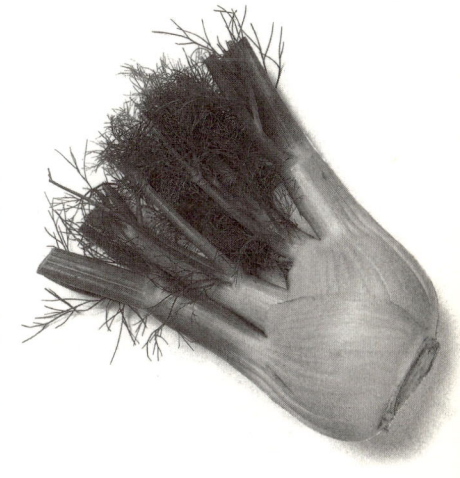

Fatburner-Tag 6

Champignonomelett
MIT PUTENBRUST

75 g Champignons
1 Schalotte
1 TL Butter
1 EL Rapsöl
1 Ei
2 EL kohlensäurehaltiges Mineralwasser
Salz, schwarzer Pfeffer
½ TL getrockneter Thymian
4 Kirschtomaten
4 Basilikumblätter
2 Scheiben geräucherte Putenbrust

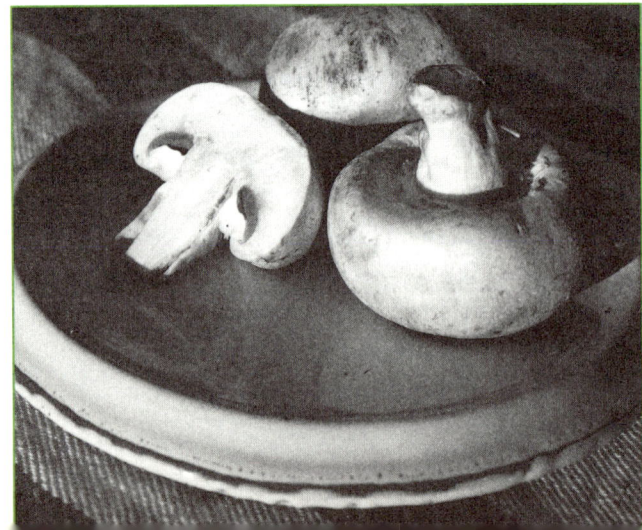

1. Die Champignons putzen, abreiben und feinblättrig schneiden. Schalotte pellen und fein würfeln. Butter und Öl in einer kleinen beschichteten Pfanne erhitzen. Pilze und Schalotte darin bei mittlerer Hitze kurz andünsten.

2. Ei, Mineralwasser, Salz, Pfeffer und Thymian verquirlen. Über die Pilze gießen und bei schwacher Hitze in etwa 5 Minuten stocken lassen, dann wenden und noch 2 Minuten weiterbacken.

3. Kirschtomaten waschen und halbieren, die Basilikumblätter abreiben. Omelett, Tomaten und Putenbrust auf einem Teller anrichten und mit dem Basilikum garnieren.

Snack

Marinierte Apfelscheiben

➢ 1 Apfel gründlich waschen, mit einem Ausstecher entkernen und quer in dünne Scheiben schneiden. Saft und abgeriebene Schale von 1 Bio-Limette mit ½ TL gemahlenem Ingwer, 1 TL Ahornsirup und 2 EL ungesüßtem Apfelsaft verrühren. Über die Apfelscheiben träufeln. Mit feinen Streifen von Bio-Limettenschale und 2 TL Korinthen bestreuen.

TIPP

REIS NATÜRLICH

Verwenden Sie Parboiled-Naturreis. Er wurde durch ein spezielles Dampfverfahren vorbereitet und hat eine kürzere Garzeit als gewöhnlicher Naturreis, der je nach Sorte 35 bis 50 Minuten braucht.

Sprossensalat mit Shrimps

100 g frische Mungobohnensprossen
100 g Zucchini
100 g zarter Blattspinat
1 kleine rote Paprikaschote
1 Frühlingszwiebel
50 g Shrimps (aus dem Kühlregal)
2 EL Reis- oder Obstessig
1–2 EL Sojasauce
Salz, Cayennepfeffer
1 EL kaltgepresstes Rapsöl
2 TL gehackte Cashewkerne

1. Die Sprossen in einem Sieb abbrausen und gut abtropfen lassen. Die Zucchini waschen, putzen und auf der Gemüsereibe in feine Streifen raffeln. Den Spinat verlesen, von den harten Stielen befreien, gründlich waschen und gut abtropfen lassen. Die Paprikaschote halbieren, Kerne und Trennwände entfernen, die Hälften waschen und eine davon in kleine Würfel schneiden. Die Frühlingszwiebel putzen, waschen und schräg in feine Ringe schneiden. Die Shrimps kalt abspülen und abtropfen lassen.

2. In einer Schüssel den Essig mit der Sojasauce, etwas Salz und Cayennepfeffer sowie dem Rapsöl verrühren. Alle Salatzutaten – Sprossen, Zucchini, Spinat, Paprika, Shrimps, Frühlingszwiebel – vorsichtig mit dem Dressing vermischen.

3. Die Cashewkerne in einer Pfanne ohne Fett rösten, zum Schluss auf den Salat streuen. Dazu schmeckt Sesam-Knäckebrot.

Abends

Auberginenreis
MIT JOGHURT

1 kleine Zwiebel
½ kleine rote Chilischote
2 TL Olivenöl
50 g Naturreis (parboiled)
150 ml Gemüsebrühe
Salz, schwarzer Pfeffer
je 1 Messerspitze Zimt und Piment
100 g Aubergine
1 Möhre
2 TL gehackte Mandeln
2 EL Joghurt
1 TL Zitronensaft

1. Die Zwiebel schälen und fein hacken. Die Chilischote putzen, waschen und winzig klein würfeln.
2. Das Öl in einem Topf erhitzen, die Zwiebel, die Chilischote und den Reis darin unter Rühren etwa 2 Minuten dünsten. Die Brühe dazugießen, mit Salz, Pfeffer, Zimt und Piment würzen. Aufkochen und zugedeckt bei schwacher Hitze in etwa 25 Minuten ausquellen lassen, zwischendurch öfter umrühren.
3. Inzwischen die Aubergine putzen, waschen und in kleine Würfel schneiden. Die Möhre putzen, schälen und klein würfeln. Beides nach 10 Minuten unter den Reis mischen. Die Mandeln in einer kleinen Pfanne ohne Fett goldbraun rösten. Den Joghurt mit Zitronensaft, Salz und Pfeffer verrühren.
4. Vor dem Servieren die Mandeln untermischen. Den Reis auf einem Teller mit dem Joghurt anrichten.

Fatburner-Tag 7

Himbeer-Kefir-Suppe
MIT PUMPERNICKEL

100 g Himbeeren
2 TL Zitronensaft
1 TL Rohrohrzucker
125 ml Kefir
50 g Pumpernickel
2 getrocknete Aprikosen

1. Die Himbeeren waschen und putzen, 5 beiseitelegen. Die Übrigen grob zerteilen, mit Zitronensaft und Fruchtzucker fein pürieren. Kefir unterrühren. In einen tiefen Teller füllen.
2. Den Pumpernickel fein hacken. Die Aprikosen fein würfeln. Beides mischen und mit den 5 Himbeeren auf die Suppe legen. Eventuell mit Zitronenmelisse garnieren.

Snack
Gefüllte Tomate
MIT CORNED BEEF

➤ Von 1 Tomate einen Deckel abschneiden und die Tomate aushöhlen. 25 g Corned Beef und 1 kleine rote Zwiebelspalte fein würfeln. Mit 1 EL körnigem Frischkäse und 1 Büschel Kresse mischen, mit Salz und Pfeffer würzen. Die Masse in die Tomate füllen und mit Kresse oder Petersilie garnieren. Den Deckel wieder auflegen.

Mittags

Käse-Quark-Bällchen
AUF CHICORÉE

125 g Magerquark
30 g Camembert
½ Schalotte
3 Zweige Petersilie
Salz, schwarzer Pfeffer
gemahlener Kümmel
1 Chicorée
2 TL Zitronensaft
1 Messerspitze Dijon-Senf
1 EL Olivenöl
edelsüßes Paprikapulver zum Bestäuben

1. Den Quark in einem Küchentuch ausdrücken. Den Camembert mit einer Gabel zerdrücken. Die Schalotte schälen und sehr fein würfeln. Die Petersilie abbrausen, die Blätter abzupfen und fein hacken.
2. Den Käse, die Schalotte und die Petersilie zum Quark geben und alles gründlich vermischen. Mit Salz, Pfeffer und Kümmel abschmecken. Die Käsemasse etwa 30 Minuten in den Kühlschrank stellen.
3. Inzwischen den Chicorée waschen, putzen und bis auf die zarten Blattspitzen in zentimeterbreite Streifen schneiden. Auf einem Teller dekorativ anrichten. Den Zitronensaft und den Senf mit Salz, Pfeffer und dem Öl verrühren, über den Chicorée träufeln.
4. Aus der Quarkmasse mit nassen Händen kleine Bällchen formen und auf dem Chicorée anrichten. Mit Paprikapulver fein bestäuben.
Dazu passt Vollkornbrot.

Rotbarsch mit Kohlrabi

150 g Rotbarschfilet
2 TL Zitronensaft
Salz, schwarzer Pfeffer
1 TL mittelscharfer Senf
1 junger Kohlrabi
1 TL Butter
etwas abgeriebene Schale von 1 Bio-Zitrone
1 EL geriebener mittelalter Gouda
4 Basilikumblätter

1. Das Rotbarschfilet kurz kalt abspülen und mit Küchenpapier trocken tupfen. Den Fisch auf beiden Seiten mit dem Zitronensaft beträufeln, salzen und pfeffern und mit dem Senf bestreichen.

2. Den Kohlrabi putzen, schälen, das zarte Kohlrabigrün beiseitelegen. Die Knolle vierteln und in dünne Scheiben schneiden oder auf der Gemüsereibe hobeln.

3. Die Butter in einem breiten Topf aufschäumen lassen, die Kohlrabischeiben hineingeben und kurz andünsten, dabei rüh-

TIPP

VITAMIN-BLÄTTER

Verwenden Sie die Blätter des Kohlrabi mit. Frisch und klein gehackt sind sie ernährungsphysiologisch sogar wertvoller als die Knolle selbst, reich an Beta-Carotin und Phosphor.

ren. Mit wenig Salz und Pfeffer sowie Zitronenschale würzen. Den Fisch hineinlegen und zugedeckt bei schwacher Hitze etwa 10 Minuten dünsten.

4. Mit dem geriebenen Käse bestreuen und noch etwa 5 Minuten bei geschlossenem Deckel garen, bis der Käse geschmolzen ist.

5. Die Basilikum- und Kohlrabiblätter waschen, fein hacken und vor dem Servieren über das Gericht streuen. Dazu passen Pellkartoffeln.

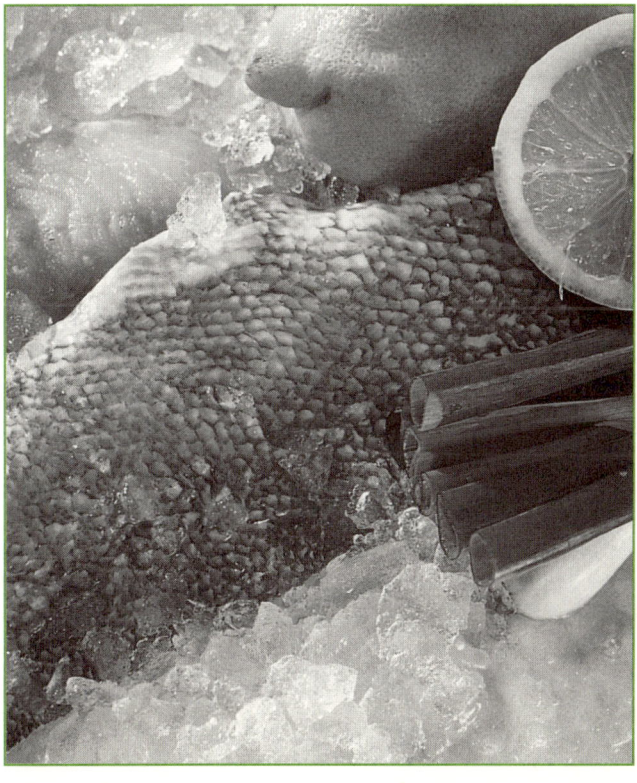

77 magische Tipps

Genug abgenommen? Schluss mit Kohlsuppe, finito mit Fatburner-Diät? Dann füllen Sie Ihre Fettzellen nicht gleich wieder auf mit Braten und Pommes. Halten Sie Ihr Gewicht – und die gute Laune, die Vitalität, die Lebensfreude …

So sagen Sie den Pfunden endgültig Ade

Verzichten Sie aufs Kalorienzählen. Tanken Sie die Schlankkraft der Enzyme. Essen Sie täglich Fatburner, meiden Sie Zuckerfallen … lesen Sie die 77 magischen Tipps, und die Pfunde schmelzen weiter. Wetten, dass?

Fit & schlank ein Leben lang

Sie haben nun einige Tage anders gelebt. Sie haben kein Fertigprodukt aufgewärmt, keine E-Nummern in Ihren Körper gestopft. Sie haben Vitalstoffe getankt. Ihre 70 Billionen Körperzellen glücklich gemacht. Ihre Seele machten Sie nicht hundertprozentig glücklich, aber doch ein bisschen, weil Sie abgenommen haben. Nun müssen Sie nur noch verstehen, wie es künftig weitergeht. In Ihrem neuen Leben – schlanker & fitter & mit guter Laune. Und das ist gar nicht so schwer. Machen Sie sich bewusst: Jedes Wurstbrötchen richtet etwas in Ihrem Körper an. Nichts Schlimmes. Ihr Körper verdaut einiges. Nur keine 365 Wurstbrötchen im Jahr.

Dienstag, 9.8.
Ab 10 Uhr | Bücherflohmarkt auf der Leseterrasse

Mittwoch, 10.8.
10 Uhr | Führung durch die Stadtbibliothek. Treffpunkt an der Info im Erdgeschoss

15 Uhr | „Bi-Ba-Badewannenhits": Konzert mit Kinderliedermacher Stephen Janetzko. Für Kinder ab 3 Jahren. Ort: Leseterrasse

16 Uhr | Bilderbuchschatz: Vorlesen für Kinder ab 3 Jahren - Geschichten vom Reisen und von fernen Ländern. Ort: Kinderbibliothek

Donnerstag, 11.8.
19.30 Uhr | Lesung mit Reiko Wundersee
Ort: Lesebühne Gustav-Regler-Platz

Freitag, 12.8.
19.30 Uhr | Lesung mit Jan Kralitschka (bekannt aus der RTL-Sendung „Der Bachelor" im Jahr 2013) aus seinem Buch „Warum flirten? Das Spiel auf Augenhöhe". Ort: Lesebühne Gustav-Regler-Platz

Mittwoch, 17.8.
16 Uhr | Bilderbuchschatz: Vorlesen für Kinder ab 3 Jahren - Sommergeschichten. Ort: Kinderbibliothek

18 Uhr | Führung durch die Stadtbibliothek. Treffpunkt an der Info im Erdgeschoss

Donnerstag, 18.8.
19.30 Uhr | Szenische Lesung aus Henning Mankells Theaterstück „Lampedusa". Ort: Lesebühne Gustav-Regler-Platz

Freitag, 19.8.
19.30 Uhr | Spoken-Word-Show mit Poetry-Slammer Nick Pötter und Marvin Weinstein aus Berlin. Ort: Lesebühne Gustav-Regler-Platz

Alle Veranstaltungen sind kostenlos und ohne Voranmeldung.

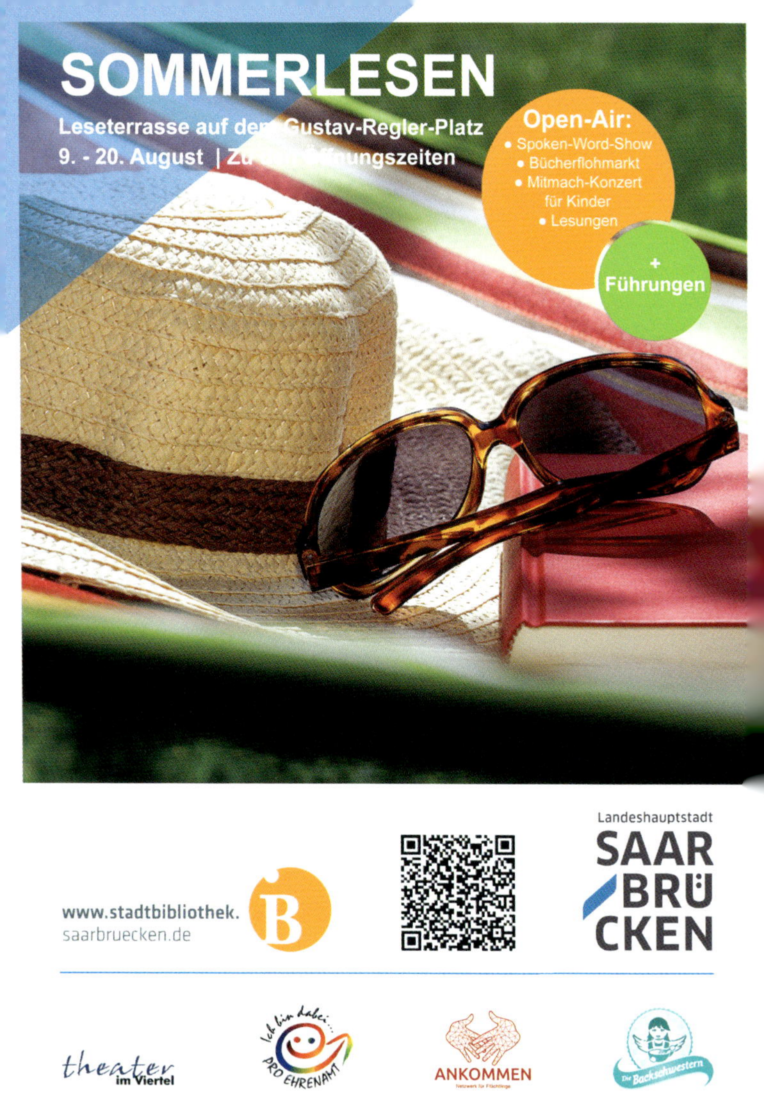

SOMMERLESEN
Leseterrasse auf dem Gustav-Regler-Platz
9. - 20. August | Zu ungszeiten
Open-Air:
• Spoken-Word-Show
• Bücherflohmarkt
• Mitmach-Konzert für Kinder
• Lesungen
+ Führungen
www.stadtbibliothek.saarbruecken.de
Landeshauptstadt SAARBRÜCKEN
theater im Viertel
Ich bin dabei ... PRO EHRENAMT
ANKOMMEN
Die Backschwestern

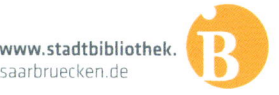

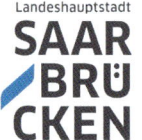

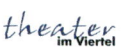

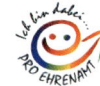

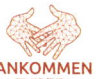

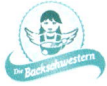

Gedankliche Kost

Es ist nicht die eine Praline, die Gaumen und Seele glücklich macht. Nicht die Pizza, abends mit Freunden genossen. Auch nicht Mutters köstlicher Schweinebraten am Geburtstag. Nicht der Festtag zählt, nur die anderen 364 Tage. Das, was Sie täglich tun, schlägt sich auf Ihrem Energiekonto und auf den Hüften nieder. Essen Sie ruhig die Praline. Aber achten Sie darauf, dass Ihr Körper mehr braucht. Ihre Zuwendung. Den richtigen Treibstoff.

Die 77 Tipps helfen, sich täglich gesund und fit zu essen.

1 **Der Sandeimer-Trick:** Volksmusikkönig Karl Moik verlor 12 Kilo. Nach 3 Tagen Obst, Gemüse, null Schweinefleisch, kein Tropfen Alkohol: 3 Kilo weg. Er füllte einen Eimer mit 3 Kilo Sand und lief damit ums Haus. »Da habe ich zum ersten Mal gemerkt, was ich bisher mit mir rumgeschleppt habe – ein heilsamer Psychoschock.«

Machen Sie es nach. Füllen Sie die Kilos, die Sie verloren haben, in einen Sandeimer, laufen Sie damit ums Haus und starten Sie durch in ein schlankes, gesundes Leben.

2 **Kalorienzählen** macht dick, zeigen Studien. Wer sich ständig kontrolliert, kann gar nicht durchhalten. Slim-Formel Nr. 1: Vergessen Sie Kalorien und Fettaugen und …

3 **Auf den Körper hören.** Essen Sie mit Genuss und gutem Gewissen. Essen Sie dann, wenn Sie Hunger haben, das, worauf der Körper Gelüste hat, bis Sie satt sind – und nicht, bis der Teller leer ist. Wecken Sie wieder Ihre somatische Intelligenz, hören Sie darauf, was Ihr Körper von Ihnen will. Dabei hilft Bewegung. Sie lehrt einen, den Körper wieder zu spüren mit all seiner Weisheit, den internen Kalorienzählern und Sättigungsmechanismen.

4 **Stress futtert zu.** Stress ist einer der schärfsten Dickmacher: Studien zeigen, dass Gestresste mehr, fetter, süßer essen. Machen Sie regelmäßig Ihre Atemübungen von Seite 94, und lernen Sie eine Entspannungstechnik. Und steigen Sie nicht jeden Tag auf die Waage. Die frustriert. Frust lockt Stresshormone und die stoppen die Lipolyse – den Fettabbau.

5 **Diät heißt Lebensart.** Es hilft auf Dauer nicht, Ihren Lebensmotor mit »Müll« zu füllen und dann immer wieder eine Diät zu machen. Diät ist eine Lebenseinstellung – und die kann durchaus fröhlich sein. Schauen Sie mal bei www.die-glyx-diaet.de vorbei.

Muskeln statt Speck

6 **Joggen, walken oder hüpfen** Sie pro Woche 2000 kcal davon (30 Minuten entsprechen 400 kcal). Das erhöht Ihren Fettstoffwechsel. Sie verbrennen jeden Tag mehr Kalorien.

7 **Trainieren** Sie mindestens 3-mal pro Woche Ihre Muskeln. Das ist Ihr Schlank-Kapital!

8 **TV-Radeln.** Stellen Sie sich einen Hometrainer vor den Fernseher. Was spricht dagegen, statt Chips zu essen, die Muskeln beim Krimi zu aktivieren? Nichts. Dafür spricht: Für eine Tüte Chips müssen Sie 40 km radeln. Noch besser: Stellen Sie das Mini-Trampolin davor. Darauf machen Sie gleichzeitig Ausdauer- und Krafttraining.

9 **Frust-Ess-Bremse:** Wer sich bewegt, ist ausgeglichener und kompensiert Frust nicht über Essen, weil Stress und Sorgen auf der Sportstrecke bleiben.

10 Slim-Activity: Treffen Sie Ihre Freunde nicht nur beim Essen, sondern auch mal zum Wandern, Radfahren, Skaten …

Zauberformel: Five a day

11 Fünf am Tag: 600 g Gemüse und Obst sollten Sie täglich essen – mindestens:
2 Portionen Obst und 3 Portionen Gemüse.
1 Portion = »eine Hand voll« oder auch
0,2 l frischer Frucht- oder Gemüsesaft.

12 Powerstart: Essen Sie morgens eine große Schüssel Obstsalat. Dazu ein Milchprodukt. Oder essen Sie, wie die Kreter, Vollkornbrot mit Olivenöl und Tomaten.

13 Die Hälfte roh! Reiben Sie sich täglich eine kleine Schüssel Rohkost: Apfel, Knollensellerie, Möhren. Mit 1 TL Olivenöl und Zitronensaft ein Gedicht.

14 Snacken Sie den ganzen Tag über Gemüsestreifen (Paprika, Gurken, Fenchel, Stangensellerie) mit einem Joghurt-Dip.

15 Gemüse-Tipp von Dr. Peter Schleicher: »Ich schneide 1 Kilo Brokkoli, Lauch, Zwiebeln, Zucchini, Paprika, Karotten und Zwiebeln klein. Karamellisiere 1 TL Honig, lösche ihn ab mit 3 EL Apfelessig, gebe 5 EL Olivenöl darauf. Gare die Gemüse darin bissfest. Das ergibt ein herrlich leichtes, süßsaures Gemüsegericht, von dem Sie den ganzen Tag über naschen können.«

16 Obst & Gemüse der Saison! Lange Transportwege laugen die sensiblen Früchte aus. Nach ein paar Tagen ist der Nährstoffgehalt gleich null. Hinzu kommt: Damit sie den Transport überstehen, werden sie unreif geerntet. Nun lockt aber gerade in den letzten Reifetagen die Sonne 50 Prozent der Vitalstoffe in die Frucht. Essen Sie also Gemüse und Obst aus dem Umland.

17 Schlankkraft der Enzyme: Für den Film »The Beach« entledigte sich Leonardo Di Caprio seiner Rettungsringe mit Enzymen: Kiwis, Papayas, Melonen, Ananas. Dazu: Mineralwasser und Strandgymnastik.

FdH: Fett die Hälfte – die gute Hälfte

18 Zwei Möglichkeiten: Schauspieler Clint Eastwood speckte mit fettarmen Sojaburgern ab. Und Joschka Fischer verbrannt sein Fett: Er joggte täglich 10 Kilometer.

19 Reduzieren. Sparen Sie bei Braten und Wurst. Das Fett braucht der Körper nicht.

20 Nehmen Sie zum Kochen nur hochwertiges, kaltgepresstes Olivenöl, Rapsöl und Erdnussöl. Und probieren Sie zum Salat ruhig auch feine Ölsorten wie Walnussöl oder Kürbiskernöl.

21 Weiß wählen: Reduzieren Sie rotes Fleisch zugunsten von Seefisch und Geflügel. Wählen Sie öfter Wild statt Mastvieh. Das spart Kalorien und Arachidonsäure (ein Krankmacher).

22 Nicht sparen sollten Sie auf alle Fälle bei Fischfett, Avocado, Nüssen und Samen. Diese Fettsäuren machen nicht dick, sondern schenken Ihnen ein langes, gesundes Leben – und locken Schlank-Hormone.

23 **Verzichten** Sie möglichst auf Fertigprodukte. Naturbelassene Lebensmittel sind fettärmer und haben meist einen niedrigen GLYX.

24 **Vorsicht Fettfallen:** Kuchen, Torten, Eiscreme, Schokolade, Pizza, Wurst und der Fettschwamm Panade.

25 **Wenn Wurst,** dann hauchdünn. Beim Einkauf so fein schneiden lassen, dass Sie durchblicken können.

26 **Magere Wahl** an der Fleischtheke: Roastbeef, Putenaufschnitt, Schinken ohne Fett; Filet, Schnitzel, Lende.

27 **Magic Müsli:** Mixen Sie Ihr Müsli selbst. In Fertigmüslis steckt oft viel Fett und Zucker. Ein echtes selbst gemixtes GLYX-Müsli, auch noch Bio, kriegen Sie unter www.muesli4ever.de

28 **Light Cooking:** Dünsten und Dämpfen schont Vitamine und Hüften. Auch vom Grill kommt »light«.

GLYX-Formel

29 **Flüssige Zuckerfallen** umschiffen: Cola-Getränke, Limonaden, Fruchtnektar, Energie-Drinks, smoothies und Bier locken das Dickhormon Insulin (Seite 88).

30 **Idealer Slim-Sprit:** Mineralwasser, Früchte- und Kräutertees, grüner Tee, Frucht- und Gemüsesäfte (ohne Zuckerzusatz, am besten frisch), Kombucha, Buttermilch, Kefir.

31 Wein: Kein Problem! Trinken Sie ruhig 1 Glas am Tag auf Ihre Gesundheit und ein längeres Leben. Allerdings: Trocken muss der Wein sein.

32 Gesund süßen: Zucker ist eine tolle Erfindung. Allerdings nur als Gewürz. Setzen Sie ihn sparsam ein. Meiden Sie Fertigprodukte, in denen er steckt. Würzen Sie ruhig ab und zu mit der Süße der Natur: Agavendicksaft, Akazienhonig, Ahornsirup, Apfel- oder Birnendicksaft süßen mit Geschmack, belasten den Insulinspiegel etwas weniger – also wohldosiert genießen!

33 Fit vom Tank der Biene: Honig belastet Ihren Blutzuckerspiegel weniger, so Studien. Und er ist die ideale Fitness-Süße für Sportler. Das gilt besonders für Akazienhonig, der den niedrigsten GLYX hat.

TIPP

GLYX-KOMPASS

GLYX im Alltag – beim Bäcker, Metzger, Gemüsehändler, im Biergarten. Dabei hilft Ihnen der »GLYX-Kompass« (Gräfe & Unzer) der Autorin. Er gibt Auskunft über 800 Lebensmittel, jeweils aufgeschlüsselt nach GLYX-, Fett-, Eiweiß-, Herzschutz-, Faser-, Gute-Laune-, Plus-, Schlank- und Fit-Faktor. Bewertet wird nach dem Ampel-Prinzip (rot = hoher GLYX, gelb = mittlerer GLYX, grün = niedriger GLYX). Außerdem im GLYX-Kompass: ein Restaurant-Führer für alle, die auch beim Schlemmen außer Haus schlank bleiben wollen.

34 Zaubermittel: Stevia. Das Honigblatt, mit dem die Indianer seit Tausenden von Jahren süßen, ist ideal. Es lockt nicht das Dickhormon Insulin. In Deutschland steht Stevia kurz vor der Zulassung. In Japan steckt es seit 30 Jahren in den meisten süßen Lebensmitteln, auch in den USA ist es zu haben. Man kann es sich für den Eigenbedarf auf dem Balkon ziehen. In der Kosmetikabteilung findet man es als »Badezusatz« und »Dentalkosmetik«. Sie wollen mehr wissen? Stöbern Sie ein bisschen im Internet oder fragen Sie im Reformhaus nach.

35 Zuckerzahn? Sie können vom Süßen nicht lassen? Dann mangelt es Ihnen vermutlich am Glückshormon Serotonin. Kalorienarme Alternative: Tanken Sie Licht. Dann steigt der Serotoninspiegel im Gehirn. Sprechen Sie mal mit Ihrem Arzt, es gibt auch Speziallampen.

36 Wenn süß, dann nachmittags. Vermeiden Sie, den ganzen Tag in der Insulin-Heißhunger-Falle herumzutappen. Tipp: Vanilleduft soll die Schokolust vertreiben. Gibt's als Pflaster.

37 Fatale Kombis: Hoher GLYX plus Fett schlägt sich doppelt auf der Hüfte nieder: Schweinebraten mit Knödel, Reis mit Sahnesauce, Butterbrot mit Marmelade, Pizza oder Pommes, Croissant mit Schokolade, Weißbrot mit Käse …

38 Schlanke Kombis: Lamm mit Naturreis. Putenbrust mit Kartoffeln. Pasta mit Gemüse. Naturreis mit Garnelen. Mozzarella mit Tomaten. Joghurt oder Müsli mit Früchten. Vollkornbrot mit Tomaten. Melone mit Schinken.

Das Eiweiß-Mirakel

39 Nimm drei: »Täglich 10 Kilometer laufen, eine riesige Schüssel Salat – und Eiweiß-Shakes«, heißt das Slim-Geheimnis von Bestsellerautorin Hera Lind.

40 Viermal täglich eine Portion Eiweiß: Geflügel, Fisch, Hülsenfrüchte, Kohlgemüse, Pilze, Milchprodukte (Quark, Buttermilch, Käse).

41 Keine Zeit? Dann shaken Sie sich einen Eiweißdrink und essen Früchte, statt in Fast Food zu beißen.

42 Slim-Wunder: Fisch. Im Grunde sollten Sie fünfmal die Woche Fisch essen, am besten Seefisch. Fischöle putzen die Blutgefäße, schützen vor Herzinfarkt, sie stärken die Nerven und bewahren die Haut vor Krankheiten wie Neurodermitis, Schuppenflechte. Auch vorbeugende Wirkung gegen Diabetes und Rheuma gehen auf das Fisch-Konto.

Sein Eiweiß heizt die Fettverbrennung an. Zudem liefert er jede Menge Tyrosin, den gehirnaktiven Eiweißbaustein, aus dem der Körper die Schlank-Hormone Dopamin und Noradrenalin bastelt. Und kaum ein Lebensmittel (außer Algen) versorgt Sie so gut mit dem Stoffwechsel-Treibstoff Jod.

Body-Shaping

43 Der Rubbel-Trick: Tägliches Abrubbeln in der Dusche mit Sisalhandschuh oder Massagebürste regt die Durchblutung der

Problemzonen an. Der Zellstoffwechsel kommt langfristig in Schwung, kleine Dellen glätten sich.

44 Meer macht weniger: Geben Sie 250 g Meersalz ins Badewasser. Entzieht Gewebewasser, strafft die Haut.

45 Polster wegstreicheln. Eine Lymphdrainage vom Masseur verwöhnt die Seele, bringt den Lymphfluss in Schwung, baut Stauungen und Schwellungen ab.

Schlank-Zauber Zeit

46 Tauschen. Zu 70 Prozent ernährt Sie die Industrie? Mit toten Lebensmitteln vom Fließband? Drehen Sie das Verhältnis unbedingt um: Essen Sie zu 70 Prozent Dinge, in die Sie selbst Zeit stecken. Dann können Sie zu 30 Prozent essen, worauf Sie Lust haben.

47 TIPP

SLIM-TALER

Umschiffen Sie Sonderangebote, investieren Sie bei Lebensmitteln lieber in Qualität – und damit in Ihre Gesundheit.
Investieren Sie in den Apotheker, wenn Sie sich nicht hundertprozentig gesund ernähren. Besorgen Sie sich gute Vitalstoffpräparate. Vitamine und Mineralien sind Arbeiter in Ihrem Energiestoffwechsel. Fehlen sie, wird man dick.

48 **Wahl mit IQ:** Bereiten Sie mit Genuss zu, was Sie genießen. Dafür können Sie natürlich in die Tiefkühltruhe greifen: Sie müssen weder Ihr Huhn selbst rupfen noch den Fisch angeln, nicht mal das Gemüse müssen Sie putzen.

49 **Essen Sie langsam.** Das Hormon Cholezystokinin braucht 10 bis 20 Minuten, um dem Sättigungszentrum im Gehirn zu signalisieren: Genug!

50 **Slim-Start:** Die klare Brühe oder der Salat vor dem Hauptgang füllt den Bauch und lockt schon mal die Ich-bin-satt-Hormo-

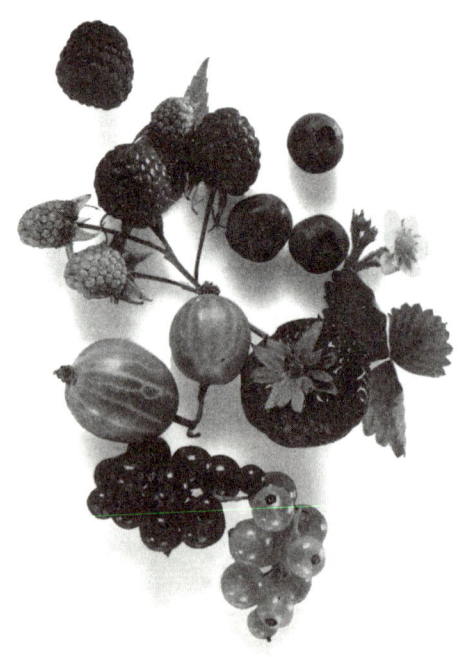

ne. Auch Olivenöl hat nachweislich solch eine appetitzügelnde Wirkung.

51 10-Minuten-Regel: Wenn Essen lockt, erst 10 Minuten etwas anderes tun. Dann sind reine Gelüste verschwunden. Nur echter Hunger kann nicht länger warten.

Simsala-Snacks

52 Nibbeln heißt, immer mal wieder etwas essen. Dürfen Sie auch. Nur eben nichts, was Insulin lockt, den Fettabbau stoppt. Snacken Sie, wenn Sie Hunger haben; aber vitalstoffreich und GLYX-niedrig! Nüsse, Gemüse, mal ein Ei, ein Stück Spargel mit Schinken drum herum. Das hält gesund und schlank. Der idealste Snack kommt übrigens aus dem Dörrapparat. Und der erlebt gerade ein Comeback. Gemüse und Früchte dörren und snacken! Bezugsquelle Seite 214.

10 magische Snacks …
… mal süß

53 Gemischte Trockenfrüchte: Aprikosen, Pflaumen, Äpfel

54 Frische oder getrocknete Feigen mit Ziegenkäse

55 Ungesüßtes Apfelmus mit Ingwerscheiben

56 Naturjoghurt mit frischen Beeren

57 Fruchtriegel (ohne Zucker)

... mal herzhaft

58 Avocado mit Kräutern und Zitronensaft

59 Vollkornkräcker mit Kräuterhüttenkäse

60 Geschälte Mandeln, Sonnenblumenkerne, Kürbiskerne

61 Vollkornbrezeln mit scharfem Senf

62 Tomaten mit Hüttenkäse

 **TIPP**

SO FÜHLEN SIE SICH SCHLANK!

Denn wer sich zu dick fühlt, dem fällt das Abnehmen schwerer, so Studien.

In Turnschuhen fühlen Sie sich gleich fitter und leichter.
Stöckelschuhe strecken abends das Bein. Tagsüber quälen sie den Fuß.
Schwarz und gedeckte Töne mogeln Pfunde weg. Ab 40 gilt: Die Farbe Beige macht nicht nur schlank, sondern wirkt an vielen Frauen auch verjüngend.
V-Ausschnitte strecken den Hals.
Ein gutes Outfit zeigt die Kurven: figurbetont, aber nicht zu eng.
Gerade Haltung, Schultern zurück, Brust raus – und der Bauch verschwindet.
Zum GLYX gibt's Claudias Modetipps unter die-glyx-diaet.de

Fatburner von A bis Z

64 Algen liefern Jod, das unsere Energiezentrale, die Schilddrüse, Schlank-Hormone basteln lässt. Köstlichste Form: Sushi.

65 Apfelessig fördert den Fettabbau im Körper, dämpft die Lust auf Kalorienbomben wie Chips & Riegel. Essigsäure treibt den Stoffwechsel an, hilft beim Fettschmelzen. Rezept: 0,2 l Wasser mit 2 EL naturtrübem Apfelessig und 1 TL Honig mischen. Morgens in kleinen Schlucken trinken.

66 Ascorbinsäure. Übergewichtige leiden oft an Vitamin-C-Mangel. Folge: zu wenig Fett abbauende Enzyme. Günstige Abhilfe: Ascorbinsäurepulver aus der Apotheke. In jedes Glas Wasser eine Messerspitze voll rühren. Zusätzlich zur halben Zitrone.

67 Austern liefern Zink und Eiweiß. Vorboten guter Laune, Feinde des Fettes.

68 Avocado, die fetteste Frucht. Enthält aber Fettsäuren, die wir wie Vitamine brauchen. Und der Zauberstoff Mannoheptulose hält das Dickhormon Insulin in Schach.

69 Ayurveda-Methode: Christine Kaufmann trinkt über den Tag verteilt acht Gläser heißes Wasser. Entschlackt, entlastet, bringt den Stoffwechsel auf Trab. Und: Das Glas vor dem Essen bremst den Hunger aus.

70 Bierhefe liefert Chrom. Erhöht die Fettverbrennung im Muskel um 400 Prozent. Dicke Menschen leiden meist an Chrommangel. Bierhefe aus Drogerie, Reformhaus, Apotheke. Schwarzen Tee trinken, Paranüsse essen.

71 Carnitin: Der Biostoff (in Fleisch und Geflügel) transportiert Fettmoleküle zur Verbrennung in die Muskelöfchen. Schmilzt Pölsterchen weg. Slim-Tipp aus der Apotheke: L-Carnitin-Kapseln.

72 Chili enthält Capsaicin. Lockt Endorphine (die Botenstoffe, die glücklich machen), treibt die Fettverbrennung voran.

73 Grüner Tee. Models trinken täglich vier Tassen. Er regt an, dämpft Hunger, schmilzt das Fett von den Hüften. Und er schützt das Herz und beugt Krebs vor.

74 Lakritze: Ein Stück täglich soll, so Studien, beim Fettschmelzen helfen.

75 Wachstumshormon STH baut Muskeln auf, Fett ab. Einfach selber machen als Betthupferl: 2 EL Naturjoghurt plus 2 EL Vollkornhaferflocken.

76 Weizengrassaft. Schlank-Tipp der Pop-Ikone Nina Hagen: »Wenn ich mir zu dick vorkomme, nehme ich blitzschnell mit dem grünen Weizengrassaft ab.«

77 Kohlsuppe. Wenn Sie nach Feiertagen ein paar Pfunde gehortet haben, kochen Sie einfach 1/2/3 Tage Kohlsuppe auf. Wie Sie wissen, der effektivste Fatburner!

Zum Nachschlagen

Bücher, die weiterhelfen

Biesalski, Hans Konrad; Grimm Peter: Taschenatlas Ernährung. Thieme, Stuttgart.

Danbrot, Margaret: The new Cabbage Soup Diet. St. Martins Paperback, New York.

Grillparzer, Marion: Die neue GLYX-Diät. Gräfe & Unzer, München.

Grillparzer, Marion: Mini-Trampolin. Gräfe & Unzer, München.

Grillparzer, Marion: Salto Vitale. Der Sprung in dein neues Leben. Heyne, München.

Grimm, Hans Ulrich: Die Kalorienlüge: Über die unheimlichen Dickmacher aus dem Supermarkt. Dr. Watson Books.

Kasper, Heinrich: Ernährungsmedizin und Diätetik. Urban & Fischer, München.

von Koerber; Männle; Leitzmann: Vollwerternährung. Haug, Heidelberg.

Montignac, Michel: Ich esse, um abzunehmen. Artulen, Offenburg.

Schilling, Jürgen: Kau dich gesund! Ehrenwirth, München.

Schleicher, Peter: Die sensationelle Kreta-Diät. Goldmann, München.

Steward, Leighton H. et al: Der neue Zucker-Knacker. Goldmann, München.

Strunz, Ulrich: Die neue Diät. Fit und schlank durch metabolic power. Heyne, München.

Strunz, Ulrich: Wieso macht die Tomate dick? Heyne, München.

Strunz, Ulrich: Die neue Diät. Das Fitnessbuch.
Heyne, München.
Strunz, Ulrich: Nordic Fitness. Heyne, München.
Wacker, Sabine: Basenfasten – das Gesundheitserlebnis.
Goldmann, München.

Adressen, die weiterhelfen

www.die-glyx-diaet.de, das GLYX-Diät-Forum.
www.xunt.de, das Weblog der Autorin

Bezugsquelle

Fatburner-Trampolin & Galileo

Sie suchen Dinge, die das Leben leichter machen? Da gehört
ein starker Mixer für den morgendlichen Shake dazu, eine Pulsuhr, eine Körperfettwaage, ein gutes Eiweißpulver – und ein
Trampolin. Fidolino liefert alles nach Hause. Zum Beispiel das
Fatburner-Trimilin – von der deutschen Firma Heymans für
die Autorin entwickelt. Ein Mini-Trampolin (102 cm Ø) mit
höchster Elastizität für optimalen Trainingseffekt. TÜV- und
GS-geprüft, zwei Jahre Garantie.

➢ Vier Modelle, zugeschnitten auf das Gewicht. Preis: ab 179
Euro.

➢ Auch im Programm: Galileo, das zeitsparende, seitenalter-
nierende Vibrationsgerät.

Eiweiß-Formel 7 plus

Das speziell für die Autorin entwickelte Eiweißkonzentrat ent-
spricht den neuesten wissenschaftlichen Erkenntnissen, hilft
den Bedarf an pflanzlichem Eiweiß zu decken. Mit dem Fatburner L-Carnitin, dem Säurepuffer Magnesium und allen le-
bensnotwendigen Aminosäuren der ideale Diätbegleiter.

Bestellen/informieren:
www.fidolino.com
Telefon: 089/ 40 26 81 35
Fax: 089/40 26 81 34
E-Mail: info@fidolino.com

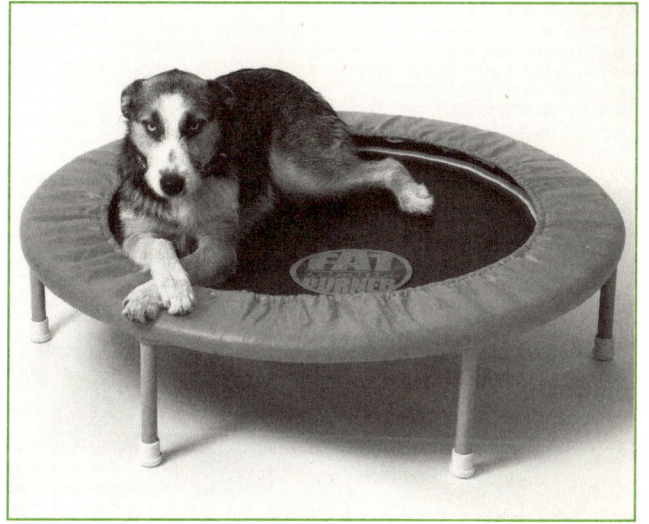

Die Rezepte auf einen Blick

Kohlsuppen-Rezepte

Original-Rezept 16
Asiatische Kohlsuppe
  von Eckart Witzigmann 37 f.
Kohlsuppe mit Shiitake und Gel-
  ben Rüben von Karl Ederer 53
Mediterrane Kohlsuppe
  von Kolja Kleeberg 40 f.
Nordafrikanische Kohlsuppe
  von Christian Lohse 45 f.
Spitzkohlsuppe mit Pecorino
  und Basilikumöl von
  Frank Buchholz 49 f.
Spitzkohlsuppe mit Safran
  und Räuchertofu von Gabriele
  Kurz 56 f.

Kohlsuppe international

Borschtsch 75 f.
Caldo Verde (Grüne Suppe) 78 f.
Sopes Mallorquines
  (Mallorquinische
  Kohlsuppe) 76 f.
Soulfood-Topf mit
  Kohl 80 f.

MAGIC WEEK
Shakes

Eiweiß-Shake 125
Eiweiß-Bananen-Shake 141
Fatburner-Shake mit
  Gemüse 133
Fatburner-Shake mit Obst 126
Fatburner-Shake,
  Magic Weekend 159 f.

Warme Gerichte

Baked Potato 133
Hähnchenpfanne 149
Pilzrisotto 151
Tomaten-Kabeljau-
  filet 143 f.

Rezepte mit Früchten

Exotisches Carpaccio 127
Magische Melonen-
  suppe 128
Mit dem Zauberstab 127
SimsalaDip mal wieder 127
Und auf den Zauberstab 128
Wunderbarer Fruchtsalat 127
Feines Früchtesorbet 129

Rezepte mit Gemüse

Aroma-Garant Grillen 136
Blanchierte Salate 134
Fast Food Rohkost 134
Folienzauber 135
Küchenmagie im Dunst 135
Schnell aus dem Wok 136
Tomatenrezepte 144
Vitamin-Schongang 135

FATBURNER-DIÄT
Frühstück

Aprikosenmus auf
  Toastbrot 186
Champignonomelett
  mit Putenbrust 190 f.
Himbeer-Kefir-Suppe
  mit Pumpernickel 194

Hirse-Orangen-Porridge 170
Kohlrabiaufstrich mit
  Sonnenblumenkernen 174 f.
Mango auf Kokosquark 178
Türkischer Schafskäse-
  teller 182

Snacks
Camembert-Tatar 187
Erdbeeren mit
  Vanillequark-Dip 175
Gefüllte Tomate mit
  Corned Beef 194
Gemüsestreifen mit
  Joghurt-Dip 201
Kiwi-Ananas-Salat 183
Marinierte Apfel-
  scheiben 191
Möhren 132
Scharfe Rettichsandwichs 171 f.
Tomaten-Kräuter-Mix 178 f.
10 magische Snacks 209 f.

Salate &
kalte Gerichte
Gazpacho mit
  Croûtons 183 f.

Hähnchenbrustfilet
  auf Sauerkrautsalat 179 f.
Käse-Quark-Bällchen auf
  Chicorée 195
Matjessalat mit Birnen
  und Bohnen 175 f.
Salatherzen mit Joghurt-
  remoulade 171 f.
Schinkensülze mit
  Basilikumcreme 187 f.
Sprossensalat mit
  Shrimps 192

Warme Gerichte
Auberginenreis mit
  Joghurt 193
Dorade auf Fenchel-
  Tomaten-Gemüse 188 f.
Entenbrust mit
  Mango 185
Gebratene Nudeln
  mit Tofu 180 f.
Kabeljaufilet mit
  Spinat 172 f.
Kichererbseneintopf
  mit Gremolata 176 f.
Rotbarsch mit Kohlrabi 196 f.

Sachregister

Abendessen weglassen 165
Abendessenszeit 126
Abnehmen 15, 27, 29, 163, 166 f.
Abwehrkräfte 18, 31, 64
Adrenalin 168 f.
Adventskohl 72
Algen 206
Alkohol 26, 109 f.
Anbau, Kohl- 82–85
Apfelessig 211
Arbeitsplatz 137 f.
Arzt 23 f.
Ascorbinsäure 211
Asiatische Kohlsuppe 37 f.
Asterix & Obelix 104
Atemübung, komplexe 94–97
Atmen 27, 94–97
Aufbewahrung, Kohl- 73 f.
Aufregung siehe Stress
Aufstehen 124
Aufwärmen 74
Austern 211
Avocado 211
Ayurveda 211

Bad mit Meersalz 207
Bad, Honig-Kräuter- 161
Ballaststoff-Bedarf 61
Bananen-Tag 140 ff.
Bartosch, Holle 115
Basilikum 51
Bauch, geblähter 158
Bauchmassage 158
Bauchspeicheldrüse 89
Beschwerden 60 f., 63 f.
Betthupferl 212

Bewegung 27, 111, 113 f., 167, 200
Bierhefe 211
Blähbauch 158
Blähungen 19, 60, 158
– Tee gegen 20, 158
Blaukraut 70 f.
Blitz-Diät 20
Blumenkohl 66
Blutzucker 89
Body-Mass-Index (BMI) 21, 23
Body-Shaping 206 f.
Borschtsch 75 f.
Brassica oleracea 58
Brokkoli 67
Brüsseler Kohl 70
Buchholz, Frank 48–51
Büro 17, 137 f., 169
Bürstenmassage 206 f.

Cabbage-Soup-Diet 14
Caldo Verde 78 f.
Carnitin 212
Cellulite 115
Chili 46, 212
Chinakohl 68
Cholesterinspiegel 19, 61, 63
Connery, Sean 14

Dauer der Diät 27
Dauerweißkohl 72
Diät 33, 200
-begriff 33
– Blitz- 20
– Fatburnerwoche 170–197
-wochenende 153–161

Dinner-Canceling 165
Durchblutung 30, 206

E
Ederer, Karl 52 ff.
Einkaufen, Kohl 72 f.
Einkaufs-Checkliste 121
Eiweiß 26, 64, 104 f., 113, 206
-Bananen-Shake 141
-drink/-Shake 104 f., 125
-gehalt, Tabelle 105
-pulver 26, 32
Energie, Lebens- 18, 21
Entgiftung, Entschlackung 21, 30 f.
Enzyme 129, 138, 202
Ernährungsumstellung 18, 20
Essgelüste 209
Essig 19
exotische Früchte 129, 138, 202

F
Fatburner von A–Z 211 f.
Fatburner-Diät 164 f.
-Rezepte 170–197
Fatburner-Effekt 20
Fatburner-Shake mit
   Gemüse 133
Fatburner-Shake mit Obst 126
FdH (Fett die Hälfte) 98–103,
   202 f.
Fenchel 46
Fertigprodukte 92, 203, 207
Fett
– in der Kohlsuppe 28
– pflanzliches/tierisches 98
-anteil am Körpergewicht 21, 23
-gehalt, Tabelle 99–103
-gewebe 168
-säuren, essentielle/
   ungesättigte 28, 63
-spartipps 99–103, 202 f.

-stoffwechsel 31, 168
-verbrennung 18, 30, 63, 93,
   113, 115, 167
Fisch 102, 145, 206
Fisch/Geflügel-Tag 143–146
Five a day 201 f.
Flatulenz 19 f., 60
Fleisch 202
Flexband 117
Flüssigkeitszufuhr 108 ff.
freie Radikale 32, 64
Fruchtzucker 92
Frühstück 125, 138, 167
Frühweißkohl 82 f.
Frust-Ess-Bremse 200
Funès, Louis de 59

G
Garzeit Kohl 66–71, 74
gastrokolischer Effekt 124
Geflügel & Gemüse-Tag 147 ff.
Gegenanzeigen 19
Geisteskraft 19
Gelenkschmerzen 60
Gelüste, Ess- 209
Gemüsegericht, süßsauer 201
Gemüsereste 170
Gemüserezepte 134 ff.
Gemüsesäfte 110
Gemüse-Tag 130–136
Geruch, Kohl- 19, 74
Geschichte 58 f.
Getränke 26, 110, 203
Gewebewasser 17, 207
Gewicht 21 f.
Gewichtsverlust 17
Globetrotter Kohl 75–81
Glukagon 89
Glukose 64, 132
GLYX (Glykämischer Index) 21,
   63, 88–92, 203 ff.

– Lebensmitteltabelle 90 f.
– Obst in der Diätwoche 129
– Tabelle Obst & Gemüse 157
– plus Fett 92, 205
Grüne Suppe 78 f.
Grünkohl 68 f.
gute Laune 17
Gymnastik 116 ff.

H

Halsentzündungen 60
Haltung, Körper- 210
Hanteln 118, 138
Hausrezepte 60
Heilwirkungen 17 ff., 29–32, 60
Heißhunger 89, 92, 108, 114,
 205
Herbstweißkohl 72
Herkunft 14
Herz-Kreislauf-
 Beschwerden 31 f., 60, 92
Herzspezialisten 14
Hollywood-Stars 14
Honig 204
Honig-Kräuter-Bad 161
Hormone 21, 61, 63 f., 165,
 168
– Schlank- 28, 61, 63 f., 89
– Stress- 93, 200
Hunger 126, 199

I

IgG-Antikörper 169
Immunssystem 15, 19, 29–32
Ingwer 38
Inhaltsstoffe, Kohl- 18 f., 29–32,
 60 f., 63 ff.
– Tabelle 65
Insektenstiche 60
Insulin 31, 89, 168
Interview 29–32, 166–169

J

Jogging *siehe Bewegung*
Johanniskrauttee 110, 153, 156,
 167
Jo-Jo-Effekt 27, 111, 166

K

Kaffee 110, 156
Kalorien 20, 61, 164 f.
-zählen 33, 199
Kalzium 18, 28, 63, 65, 110
Kamilleblüten 19, 30
Kantine 138
Karotten 32
Kauen 106 f.
Kinder 19
Kleeberg, Kolja 40–43
Kleidung, vorteilhafte 210
Knoblauch 42
Kohl
– anbauen 82–85
– aufwärmen 74
– im Kübel 82–85
– Inhaltsstoffe 18 f., 60 f., 63 ff.
– kochen 74
– lagern 73, 85
– Wirkung 17 f., 29–32, 60 f.,
 63 ff.
– zubereiten 74
Kohlenhydrate 21, 31, 113
Kohlgeruch 19, 74
Kohlkonsum 58 f.
Kohl-Qualität 72 f.
Kohlrabi 69
Kohlsorten 66–71
Kohlsuppe international 59
Kohlsuppe mit Shiitake und
 Gelben Rüben 53
Kohlsuppen-Diät 14 f.
Kohlsuppen-Rezepte 16, 36–57,
 74–81
Kohlsuppen-Variationen 24

Kohlweisheiten 58–65
Kohlwickel 60
Komplexe Atemübung 94–97
Konzentration 18, 109
Koriander 39
Körperfettwaage 23
Krebs 18, 32, 60 f., 144, 168, 212
Kreuzblütler, Familie der 58
Kühlschrank 74
Kur, Original- 16
Kurz, Gabriele 55 ff.

L
Lagerung 73 f., 85
Lakritze 212
Laufen 111–114
L-Carnitin-Kapseln 212
Lebenseinstellung 33
Lebensmittel, industrielle 207
Lebensmitteltabellen
– Eiweißgehalt 105
– Fettgehalt 99–103
– GLYX 90 f.
– GLYX Obst & Gemüse 157
(Magic Weekend)
Leberverfettung 31
Leibspeisenunverträglichkeit 169
Leistungskraft 61
Libido 19
Licht 114, 124
Lieblingsessen 169
Light-Produkte 98
Lipolyse 167, 169, 200
Lohse, Christian 44–47
Lucullus 59
Lykurgos 58
Lymphdrainage 207

M
Magengeschwür 60
Magic Soup 14

Magic Weekend 153–161
Magische Woche 87–152
Magnesium 18, 28, 61, 63
Mallorquinische Kohlsuppe 76 f.
Mars 59
Massage 158
Maßband 23
Mayo-Klinik 14
Mediterrane Kohlsuppe 40 ff.
medizinische Diät 29
Meisterköche 15
Melatonin 165, 167
Mineralstoffpräparat 32
Mineralwasser 26, 110
Mini-Workout 115–118
Miraculix 104
Mitochondrien 18, 93
Mittelalter 59
Möhren 32, 132
Mond 28
Mundverdauung 107
Muskelkater 116
Muskeln 21, 113, 159, 200
Muskelschwund 113
Muskel-Workout 115–118
Müsli 203

N
Nibbeln 209
Nordafrikanische Kohlsuppe 45 f.

O
Obst kaufen 129
Obst & Gemüse-Tag 137 ff.
Obst, Tiefkühl- 137
Obstrezepte 127 ff.
Obst-Tag 124–129
Öl, Pflanzen- 98, 102
Olivenöl 28, 74
Originalrezept und -kur 16
Outfit, schlankmachendes 210

P

Paprika 31
Pflanzenöle 98, 102
Planung der Woche 119 ff.
Prächt, Gregor 15
Programm, 7-Tage- 24–28,
    122 f.
Pulsuhr 113
Puschkin 59

R

Rad fahren 124, 201
Rebouncing 114
Regeln, ein Dutzend
    goldene 24–28
Reihenfolge der Tage 25
Reis 191
Reis&Gemüse-Tag 150 ff.
Restaurant 138
Resteverwertung 170
Rezepte 16, 36–57, 75–81,
    127–150, 170–197
– Kohlsuppen- 16, 36–57,
    75–81
Rohkost 201
Romanesco 66
Rosenkohl 70
Rotkohl 70 f.

S

Säfte 110
Saison, Kohl- 72
Saison, Obst & Gemüse
    129
Salbei 42
Sandeimer-Trick 199
Sättigung 25
Sättigungsgefühl 106 f., 208
Sauerstoff 93, 113
Säure-Basen-Haushalt 30
Schilddrüsenhormone 61
Schilling, Jürgen 106

Schlacken 30
Schlaf 167
Schlafstörungen 19
schlanke Optik 210
Schlank-Hormone 28, 61, 63 f.,
    89
Schleicher, Dr. Peter 29–33
Schmauen 106 f.
Schokolade 121
Sellerie 31
Singles 17
Slim-Magie 20
Slim-Manager 131, 139, 142,
    146, 148, 152
Snacken 201
Snacks, magische 209 f.
Softdrinks 108
Sopes mallorquines 76 f.
Soulfood-Topf mit Kohl 80 f.
Spätweißkohl 83
Spitzkohl 72, 74
Spitzkohlsuppe mit Pecorino
    und Basilikumöl 49 ff.
Spitzkohlsuppe mit Safran und
    Räuchertofu 56 f.
Sport 27, 111, 200
Start in die Woche 119 ff.
Stepper 169
Sterne-Köche-Rezepte (Star) 15,
    36–57
Stevia 205
STH (Wachstumshormon) 165,
    167, 212
Stoffwechsel 20, 30, 65, 93 f.,
    108, 111
Stress 18, 93, 169, 200
Suppen 110
Sushi 145, 211
Süßigkeiten 93, 205
Süßmittel, natürliche 204
Süßstoff 125

T

Tage, Diät- 122 f.
–, Reihenfolge der 25
Taillevent 59
Tee 109 f.
– gegen Blähungen 20, 158
–, grüner 109, 212
Termin, Diät- 27 f., 120
Testosteron 61, 168
Thermoskanne 25, 137
Thymian 42
Tiefkühltruhe 137, 208
Tipps, magische 119 ff.,
 198–212
Tomaten 32, 144
Trampolin springen 27, 111, 114
Tränen der Götter 58
Trinken 26, 108 ff.
Trinkregeln 110
Trockenbürstenmassage 158
TV-Radeln 200

U

Übergewicht 21 ff., 29 f., 166
Übersicht, Wochen- 122 f.
US-Diät-Hit 14

V

Vanilleduft 205
Verdauung 31, 61, 106 f., 124
Vitalstoffe 18
-mangel 30
-präparate 28, 32, 207
Vitamin C 32, 64
–, Haltbarkeit 74
-mangel 32, 211
Vitaminpräparat 32
Volksnahrungsmittel Kohl 59
Vorbereitung 119 ff.
– Magic Weekend 153–161

Vorräte 121
Vorspeise 208

W

Waage 21 f.
– Körperfett- 23
Wachstumshormon STH 165,
 167, 212
Wagner, Dr. Johannes 166–169
Walking 27, 111, 114
Walz, Karin 82
Wasser 108
Wassereinlagerung 17, 30, 167
Wein 109, 204
Weißkohl siehe Kohl
–, früher 72
Weißkrautsaft 60
Weißmehl 31, 168
Weizengrassaft 212
Wirkungen 19, 60 f., 63 f.
Wirsing 71
Witzigmann, Eckart 36–39
Woche auf einen Blick 122 f.
Woche, magische 124–152
Wochenende, magisches
 153–161
Wohlbefinden 18
Wok 136, 181

Z

Zauberformeln 88–114
Zeit 27 f.
Zitrone 110
Zitronengras 38
Zubereitung, Kohl- 73
Zucker 88 f., 204
Zutaten, Wirkung der
 Kohlsuppen- 31
Zwiebel 32

Bildnachweis

Biemmi-Lazzeroni, Olivia: S. 2
Bolk, Florian: S. 43
Corbis: S. 109
Fotolia: S. 67, 138, 112 (Heliotrope)
Getty Images: S. 120
Griesch, Axel: S. 52
Grillparzer, Marion: S. 12, 15, 34, 39, 47, 54, 62, 77, 79, 81, 84, 86, 96–97, 107, 132, 145, 150, 162, 190, 215
iStockphoto: S. 154, 156 (Myles Dumas)
Jumeirah: S. 55
Jupiter: S. 160
Kubinska, Eva: S. 36
Kuhlmann, Christian: S. 48
Lizenzfrei: S. 22
Mansfeld, Frank: S. 184
Mosaik-Verlag: S. 50, 68 re., 69 (Brauner)
Pretis, Michael: S. 166
Schleicher, Dr. Peter: S. 30
Shutterstock: S. 128 (Geanina Bechea)
Südwest-Verlag, München: S. 26, 164 (Albrecht, Dirk); S. 189 (Hofmann, Rainer); S. 197 (Holz, Michael); S. 28, 56, 66, 68 li., 70 li., 71, 173, 180, 208 (Newedel, Karl); S. 136 (Plewinski, Antje); S. 88 (Schmitz); S. 177 (Seiffe, Rolf); S. 70 re.
Trebus, Alex: S. 44
Wagenhan, Martin: S. 116–118